祁营洲家庭小药箱讲记

——一起发现中医之美

祁营洲 著

中国中医药出版社

·北京·

图书在版编目（CIP）数据

祁营洲家庭小药箱讲记：一起发现中医之美／祁营洲著．—北京：中国中医药出版社，2016.10（2018.5重印）

ISBN 978 – 7 – 5132 – 3535 – 8

Ⅰ．①祁⋯　Ⅱ．①祁⋯　Ⅲ．①中医学－基本知识　Ⅳ．①R2

中国版本图书馆 CIP 数据核字（2016）第 161164 号

中国中医药出版社出版

北京市朝阳区北三环东路 28 号易亨大厦 16 层
邮政编码　100013
传真　010 64405750
三河市同力彩印有限公司印刷
各地新华书店经销

开本 710×1000　1/16　印张 18　彩插 0.25　字数 288 千字
2016 年 10 月第 1 版　2018 年 5 月第 2 次印刷
书号　ISBN 978 – 7 – 5132 – 3535 – 8

定价　39.80 元
网址　www.cptcm.com

如有印装质量问题请与本社出版部调换
版权专有　侵权必究

社长热线　010 64405720
购书热线　010 64065415　010 64065413
微信服务号　zgzyycbs

书店网址　csln.net/qksd/
官方微博　http：//e.weibo.com/cptcm

淘宝天猫网址　http：//zgzyycbs.tmall.com

内容提要

　　本书是以祁营洲医师中医科普授课内容整理提炼而成的，涵盖其面授课程和网络课程之精华，通过幽默风趣、简洁精练的文笔，将中医理论讲解得通俗易懂，最大程度保留了授课内容的原汁原味，详细解读了常见病症的起病原因、鉴别方法、治疗误区等。为了便于阅读，本书按照病种予以编排，所选病种均为常见病、慢性病，并配有大量药材图片，图文并茂，易读易记。书中所选药材均为常见药材，价廉效好；所选药方小巧精练，搭配合理。很多药方不但可以治病，还可保健，服用方便，疗效确切，治病保健一举两得，非常适合忙碌的现代人。本书适应范围广泛，可供中医爱好者、中医初学者以及中医从业者阅读，作为学习中医、实践中医的初级科普读物，也是家庭健康的常备枕边书。

自　序

　　小的时候，我喜欢打打闹闹、疯疯跳跳，于是难免会有磕磕碰碰。我的一位不着调的比我年长一些的小伙伴安慰我说："兄弟，习武之人难免会有磕磕碰碰。"

　　后来每每看到武侠影视剧当中的某些桥段，当某一人身受重伤，必定最终会有另一位高手出现，不用做任何化验检查，三根手指一把脉，扎上几根银针，然后两人四掌相对开始疗伤，不一会儿工夫两人浑身冒白烟，第二天病便好了，我觉得这个挺神的。小伙伴告诉我说："要想达到这个地步，必须要习武。"

　　最终，武是没习成，倒是习上了中医，终于也体会到了"三根手指一把脉，扎上几根银针"的境界，但就是无论如何也做不到"浑身冒白烟"。

　　经过相对漫长的大学中医求索路，又加之三年的研究生苦逼锤炼，随后行医的历程从国外到国内，又从体制内到体制外，也逐渐明辨了很多真真假假、虚虚实实。虽然明白了"浑身冒白烟"是不可能的，但却不断地给自己强化了一个"行医应该不断精益求精"的信念，也更进一步地把行医看作是感悟生命之厚重的过程，把诊病看作是品读人生之百味的方式。

　　和病人之间的交流，每每让我感受到其实很多常见病是没有必要去医院的，我们需要改变的就是已经固有的就医理念及治病思路。每每和病人交流，让我感受到作为一个医者，有必要用一种通俗易懂的方式告诉病人疾病的来龙去脉，林林总总。因为行医，首先要做一个明白的医者，作为病人，我也希望你们会是一个明白的病人。

　　恰逢这两年受正安文化的邀请，在北京国子监街一处颇有文化底蕴气息的北京正安学院，讲授以"发现中医之美"为核心的相关课程。思前想后，要讲就讲点儿实用的，要讲就讲点儿能真刀真枪在家操作的，要讲就讲点儿能真正接地气的。于是本着"讲一门课，真正发掘中医之美"的原则，经过细心打磨，才有了这套"家庭小药箱"的课程，这套课程讲授了近 20 种家庭常见疾病方便快捷的中药代茶饮及中成药的使用方法，帮助大家建立起最实用的家庭小药箱。

本套课程当中所讲的代茶饮基本都是本人的原创，如果非个人原创的，我一定会说明出处。另外，我会遵循以下几个原则：第一个原则，操作方便，操作不方便的不选；第二个原则，药味多的不选，我的代茶饮一般情况下只有 3~5 味药，如果说超过 5 味药，那就不叫代茶饮了，那叫一个方子，熬出来那是一副汤药；第三个原则，味道尽量要好，味道难以接受的不选，比如说有些药很好，但它味道非常难喝，我们尽量不选。所以，我一直强调这个代茶饮是一个"妙配"，就是说我一定要想办法把这个代茶饮做得非常巧妙，让它更有利于操作。

正安文化官方发布的原话说"祁营洲老师打破常规传统中医授课方式，运用新东方式的授课风格将中医理论通俗化、幽默化，详细解读近 20 种家庭常见病症的病因病机、辨证方法、现实中常见的治疗误区等。正安文化特邀祁营洲老师重磅打造并推出家庭中医经典课程《祁营洲家庭小药箱讲记——一起发现中医之美》！"

在我心中，这套课未必完美，但绝对真诚！这套课也将沿袭我一贯的新东方讲课原则：注重实战实效，又必须有趣有料。

这是一个"是骡子是马拉出来遛遛"的时代，中医也是如此，无论我讲得再高雅、再玄学，如果不能用真正接地气的实战实效拿来说话，也都是白搭。

　　所以这套课程我的目的很明确：你不需要掌握全部的医学理论，但你需要了解自己和家人身体的特点，知道如何养生、防微杜渐。你不一定要成为一名专业的大夫，但你要在家人生病时，能提早发现，会用很轻巧的方法做基本的诊断和治疗。你也许成为不了医疗专家，但在需要真正去医院看大夫的时候，你要懂得如何选择医生和治疗方案，不再病急乱投医。

　　无论是讲中医，还是教英语，我希望通过教书来给自己一个交代。而这套课程也就是为了和大家一起坚持研习中医，一起坚持实践和弘扬中医，这套课，也是给自己寻找一个坚持下去的理由！不曾想，这一路坚持下来，倒是得到了很多人的支持和鼓励，有很多面授班的学员认为听到了一堂从未感受过的另类中医课堂，有很多外地的学员因不能到北京参加面授学习而深表遗憾。于是最终我和正安文化再度合作，又推出了同名的线上网络课程，一时之间报名火爆，顿时也让我觉得热血沸腾，看来中医的教育是可以按照一种非传统的方式继续进行下去的。我觉得，也许是我扰乱了现有的中医教育格局，但也有可能开辟了一个新的征程。

　　行医贵在治病救人，但一个医生的能力再强，能够救治的病人也总是有限的。一个医生哪怕一辈子不吃不喝不睡，每天都看病，也看不了太多的病人。于是我就在想，中医的种子究竟应该在哪儿？后来，我找出一个答案：中医的种子应该种在家庭，一个能用中医的方法去解决家庭一些小打小闹问题的家庭主妇，或者是一个家庭主男，至少能够惠及家庭的三代人。

　　于是现如今，我再度和中医药出版行业的领头军中国中医药出版社合作，将本课程集结成书。本书是以我线下面授课程和线上网络课程

自 序

为蓝本，并在听课笔录手稿和录音听打整理的基础上予以编排润色的，所以本书的写作风格是原汁原味的课堂形式，但为了更加符合阅读习惯，特按照病种作为目录予以编排。本书语言白话，通俗易懂，可作为学习中医、实践中医的初级法门，适合中医爱好者、中医初学者及中医从业者阅读参考，同时可作为家庭健康备用参考书。

虽然本书经过反复打磨，力求完美，但又的确水平有限，书中难免会有漏洞和不足，敬请各位谅解。在此也留下我的联系方式，请各位读者多批评指正。

祁营洲新浪微博：@祁营洲

祁营洲博客：http：//blog. sina. com. cn/oasis0136

祁营洲邮箱：oasis0136@126. com

祁营洲

2016 年 6 月于北京

自我介绍

大家好！现在我向各位进行一个自我介绍，可能有一些人认识我，有一些人不认识我，但想必大家都是一直关注中医，一直关注健康的。

首先我是一个大夫，目前在北京正安医馆定期出诊。正因为是一个大夫，我才能从我的行医经历出发，给各位分享"家庭小药箱"的课程。

我的第二个身份，是一个老师。我经常站在讲台上，给同学们分享一些关于中医，关于英语的话题。我目前是在正安文化主讲一些中医类以及英语类的相关课程。

我的第三个身份，是和体育有关系。在过去将近三年的生活中，我去了一个让大家感觉非常"神秘"的国家，干了一份让大家觉得匪夷所思的工作。这个国家的名字叫作伊朗，很多人会感觉到伊朗这个国家是不是还在打仗呢，其实我在去之前也有这种顾虑，但是去之后我发现根本不是传说当中的那么可怕，甚至还挺可爱。我去了这么一个国家，去担任伊朗国家男篮特聘的随队医生，我需要跟随伊朗国家男篮去征战不同的国际体育赛事，在赛前、赛中和赛后保障教练以及运动员的生命健康安全。

我的下一个身份，是和说话有关系。也是在过去将近三年的时间里，我又担任了伊朗国家男篮在中国区的随队翻译，就是所谓的 interpreter，在这个工作当中，我依然需要在赛前、赛中和赛后，去帮助教练以及运动员，在一些不同的新闻媒体发布会上进行一些现场的中英文翻译。在座的各位如果有人是英语专业的，喜欢英语的，曾经做过英语教师或者做过英语翻译的应该都知道，翻译这个工作是非常非常辛苦的，尤其是那种现场的翻译。现在的一些发布会上采用的翻译方式都是交替翻译，也就是对方说完一段话之后停下来，给我使个眼色，我就开始翻译了，我翻完之后，给他使个眼色，他就继续说。这样一直翻译下去，所以我俩会一直"眉来眼去"。在我看来，翻译的确比较辛苦，压力也比较大，于是我觉得还是要放弃翻译这个行业。有人可能会说祁老师是不是英语很好，其实对我个人来说，我觉得天外有天，人外有人。我一直都认为我的英语实力还是远远不足，只不过有些时候是逼着自己胜任了一些我觉得还能够做的事情罢了。

我最后一个身份是在新东方做英语教师。做英语教师是我从大三开始的，一直到现在。我也经常会在高校中给大学生们讲"英语学习与人生规划"，其实想想，的确也挺大言不惭的。站在讲台上我给大学生们讲解一些关于人生规划的问题，其实我也应该反思，究竟我自己的人生应该找谁去规划一下。但不可否认的是，在这个世界当中每一个年轻人需要的是什么，需要的是一种激情和励志的正能量，我们需要共同站在一起给自己注入火一般的激情，朝着我们自己的目标往前走下去。

这么多的介绍，有人蒙圈了，有同学问我是从多大年龄开始学中医的？其实我的大学专业一直是中医，我是标准的中医科班出身，英语行业只是我的第二职业。我念的是河南中医药大学，研究生在天津中医药大学上的，我是一个纯粹的中医专业大学生，只是同时又做了一份有关英语的工作。

有人说祁老师的经历挺丰富的，但在我看来，每一个人都应该在自己很年轻的时候，激发出更多的潜能。因为在我的心中，以及我在新东方课程当中，有一句话一直激励着我和我的学生，原话是这样的："青春是什么？青春不是用来等待的，青春是用来超越的。"我希望我和我的新东方学生，以及现在和大家在一起，都能够互相鼓励，充满激情，互相注入正能量，然后能够一起朝着我们自己的奋斗目标不断地前进下去。

当然，这套课程和大家分享的，与英语无关，与体育无关，与翻译也无关，以下的分享，将会和我们的健康以及中医息息相关。我也曾经在大学，在研究生阶段去听我的中医老师们讲课，我总是感觉我的老师们讲课学术水平很高，但总是有很多同学不太愿意听。后来呢，我在做新东方英语老师的时候，一直在想，究竟怎样我才能更好地把我的课程讲得有声有色，能让我的学生听起来觉得生动有趣，不仅能够学到很多东西，还能让他们听得很嗨，就像在听一场单口相声一样。于是我也一直在琢磨，试图把中医课程讲得时尚化、轻松化、幽默化，讲得让你们觉得非常的有料又有趣。本书就是我的尝试。

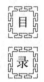

目 录

目录

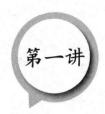

第一讲

带您

开启中医之门

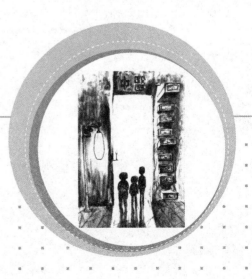

❦ 课程缘起 ❦

　　我的这套课程，题目定为《祁营洲家庭小药箱讲记———一起发现中医之美》，相信大家看到这个题目的时候，目的就会非常明确。因为一直以来，在做大夫的过程中，我总是会感慨：一个医生的能力再强，我们能够救治的病人也总是有限的。一个医生哪怕一辈子不吃不喝不睡，每天都看病，这一辈子也看不了太多的病人。于是我就在想，中医的种子究竟应该在哪儿？后来，我找出一个答案，我认为中医的种子应该种在家庭。

　　大家想过没有？中国目前的中医资源其实非常有限，优质中医的资源就更为稀缺。如果我们能够将中国行医的所有中医师们集中在一起，让他们去看病的话，也无法满足中国近14亿人口的健康需求。那么，如果说中医的种子种在了家庭，一个能用中医的方法去解决家庭中一些小打小闹问题的家庭主妇，或者是一个家庭主男，至少能够惠及家庭的三代人。对于一个家庭来说，在面对生活常见病的时候，我们究竟应该如何去正确地选择中成药，如何去巧妙地配伍一些代茶饮，如何把一些家庭当中小打小闹的疾病扼杀在摇篮当中。其实你也会发现，很多所谓的大病，都是从小病开始的，我们如果能够提前处理的话，就可以减少很多次去医院的机会。

　　所以，我一直都希望，每一个家庭都能懂一点儿中医。因此在这本书中，我给大家介绍了常用的中成药及代茶饮。现在我们很多人在生病的时候，都知道应该去选择一些中成药，但是，如何去选？选得对不对？应该去配一些代茶饮？结果不会配！所以才有了这么一套课程。

　　通过我的课程，希望能达到以下几个目的：第一个目的，我要让大家真正掌握如何正确地选择中成药，如何正确地配伍代茶饮。第二个目的，我希望大家能够纠正对于某些疾病在治疗上的误区，我会告诉你们，究竟应该如何去正确理解某一个疾病，以及如何去理解某一味中药。第三个目的，我更希望你们在学医的过程中学的不是方法，或者说不仅仅是方法，而是一种"理"。学医必须要明理，一个不明理的医生不是一个好医生。最后第四个目的，我希望大家通过学习这套课程，未必能够成为一个真正的专业大夫，但是你们必须要通过这套课程真正了解到自己、家人、朋友身体的一些状况，在他们需要治疗疾病的时候，你能够伸出一把手，把疾病扼杀在你真正力所能及可控的范围当中。

这套课程涵盖了家庭生活当中我能够想到的内、外、妇、儿几乎最常见的所有疾病。我也会在讲课的过程当中把对每一个疾病的治疗方法都控制在30块钱之内，如果超出了这个价格，则是我讲课的失败。

当然，本课程旨在教给大家在面对家庭常见疾病时的初级诊断和治疗，如果中成药或者代茶饮已经不足以帮你解决问题的话，请及时就医。

春夏养阳　秋冬养阴

一年的四季

说到健康问题，我们就必须要说到一段大家耳熟能详的经文，这句话的原文是："春夏养阳，秋冬养阴。"这八个字来自于哪儿呢？来自于《黄帝内经》这本非常著名的中医典籍。《黄帝内经》当中对养生的一个基本概括是"春夏养阳，秋冬养阴"，这八个字在我们很多人的生活当中反反复复都会被提及，也是被很多大夫引用过的。但问题就在于究竟该如何去正确理解这八个字呢？也许很多人会有不同的理解，我希望我的讲解能把这八个字演绎成一个完美版。我们先来看这段关于"春夏养阳，秋冬养阴"在《内经》当中的原文：

夫四时阴阳者，万物之根本也，所以圣人春夏养阳，秋冬养阴，以从其根，故与万物沉浮于生长之门。

我们来分析第一句话："夫四时阴阳者"，"夫"是一个语气词，没有含义，"四时阴阳者"的"四时"指的是一年的春、夏、秋、冬四个季节。"四时阴阳者"，是指春夏秋冬四个季节可以分为阴和阳。现在大家也都知道了，是春夏为阳，秋冬为阴，再分解地来讲就是春为阳，夏为阳，秋为阴，冬为阴。"万物之根本也"，这是万物的根本，是大自然万事万物所遵循的根本规律。"所以圣人春夏养阳，秋冬养阴，以从其根"，这个"圣人"怎么理解呢？圣人在这里是指真正懂得养生的人，或者说是倡导养生的人。圣人春夏养阳，秋冬养阴的目的是什么呢？是"以从其根"，"从"就是跟从、随从。"根本"就是指刚才我们所说的一年四季的春夏秋冬，分为阴阳，春为阳，夏为阳，秋为阴，冬为阴。

好了，讲到这儿之后我们再继续回过来解释"春夏养阳，秋冬养阴"。我们刚刚分析了春为阳，夏为阳，秋为阴，冬为阴，那么春夏秋冬四个季节又分别有哪些特点呢？我们用极其精练的四个字来概括四个季节的特点的话，应该是什么呢？答案是——春天的特点是生，夏天的特点是长，秋天的特点是收，冬天的特点是藏。连在一起叫作春生、夏长、秋收、冬藏。刚才我们讲了春夏为阳，秋冬为阴，那么，春夏秋冬的这四个特点，如果分阴阳的话，也就很明确，就是生为阳，长为阳，收为阴，藏为阴，也就是生长为阳，收藏为阴。那么圣人"春夏养阳"养的是什么呢？养的就是春夏的生和长。"秋冬养阴"养的是什么呢？养的就是秋冬的收和藏。所以，对"春夏养阳，秋冬养阴"的正确理解是春夏养的是生和长，秋冬养的是收和藏。只有这样养的话，才能"以从其根"，才符合万物的根本，这是第一层理解。

再继续分析"以从其根"，谁是谁的根？你会发现春天就是夏天的根，夏天就是秋天的根，秋天就是冬天的根，而冬天又是第二年春天的根。换句话说，春天的生是为了夏天的长，夏天的长是为了秋天的收，秋天的收是为了冬天的藏，冬天的藏是为了来年春天的生。说得通俗一些，春天开始万物生发了，夏天才能够疯狂地成长，秋天也才能有所收获，到了冬天才能够有所藏，这是第二层理解。

"以从其根"，我讲了两层含义，一是大自然万物的根本，第二是互根。春天是为了夏天，夏天是为了秋天，秋天是为了冬天，冬天是为了来年的春天。"故与万物沉浮于长生之门"，只有这样的话，才符合大自然万事万物的一个规律。那么沉浮于生长之门，还是照应了春生、夏长、秋收和冬藏。

所以说"春夏养阳，秋冬养阴"，我们可以理解成以下两层含义：第一，我们说，春夏养阳，养的是生和长；秋冬养阴，养的是收和藏。第二层含义，春天的养生，就是为了夏天的养长，夏天的养长，就是为了秋天的养收，秋天的养收是为了冬天的养藏，冬天的养藏是为了第二年春天的继续养生，这是一年的四季。

❖ 人生的四季 ❖

如果我们把"春夏养阳，秋冬养阴"延伸到人生就可以发现，其实我们每个人的一生，也有人生的四季。我们有生命的春天，有生命的夏天，有生命的秋天，有生命的冬天。在年少无知的时候就是我们生命的春天，这个时候需要快乐地生发。在青壮年的时候，就属于我们生命的夏天，这个时候就必须要疯狂地成长。只有在青少年季节有了非常好的生和长，到中老年的时候，才能够更好地收和藏，对吗？

理解了这点，也就照应了大家非常熟悉的一位圣人——孔子曾经所说过的"君子三戒"：

少之时，血气未定，戒之在色；及其壮也，血气方刚，戒之在斗；及其老也，血气既衰，戒之在得。

什么意思呢？就是说一个人在年少的时候，就是血气未定的时候，一定要戒色；到壮年的时候，就是血气非常旺盛的时候，要戒斗，不要过于争强好胜；到老年的时候，血气既衰，一定要戒得。这个"得"是什么意思呢？就是索取的意思，就是我们一定不要刻意地去获得一些东西了。因为人到老年的时候，是秋收冬藏的季节，在养生的过程中，就应该更加注重的是收和藏，收和藏就是要沉下去、稳下去，而不是像春夏季节一样去疯狂的生，疯狂的长，所以老年人要"戒之在得"，就是不要再去索取了或去想得到很多东西了。

当然，你会发现孔子"君子三戒"针对老年的"戒之在得"，和我们曾经所学过的一句名言"老骥伏枥，志在千里"，似乎是不大吻合的。因为那句话说的是，虽然我已经垂垂暮年，但我依然志在千里。但是从养生的角度来考虑，其实是犯了"君子三戒"的老年之戒，因为老年人应该"戒之在得"嘛。

我们讲了"春夏养阳，秋冬养阴"，以及"君子三戒"之后，大家应该得到一个启发，这个启发就是，很多时候中医在治病的时候，并不仅仅只讲某一个季节，比如只讲春天应该怎么样，夏天应该怎么样，秋天应该怎么样，冬天应该怎么样。甚至中医在治病的时候会把节气看得也非常的重要。

红楼梦医话

我们不妨再来分享一个案例，我会在讲课中融知识性和趣味性为一体和各位分享这套课程。这个经典的案例来自于我们大家非常熟悉的中国四大名著之一《红楼梦》。《红楼梦》我们一直认为它是一部封建社会的百科全书，中间也涉及了很多医学的知识。当然了，除了医学知识外，其他诸如建筑学、植物学、人文科学等的知识也在《红楼梦》中有所涉及。

就中医这部分来说，你会发现，《红楼梦》当中的很多中医知识，我们放到现在，依然还是适用的。所以我们有理由相信曹雪芹是懂中医的，至少说曹雪芹在写这本书的时候，曾经是请教过一些懂中医的人的，来完成这么一部巨著。《红楼梦》当中出现了很多的中医方子，很多的人物角色在《红楼梦》章节当中，都有过吃药的经历，甚至有看病的经历。

◈ 宝钗的无名之症与冷香丸 ◈

这个故事来自于《红楼梦》第七回，《送宫花贾琏戏熙凤　宴宁府宝玉会秦钟》。这是《红楼梦》当中非常重要的一回，这个重要人物就是女二号薛宝钗。宝钗在第七回是带着病出场的，因为她在出场的时候就开始向别人介绍自己所得的病，以及就医的情况。宝钗的治病经历，是来自于宝钗之口。

宝钗："……后来还亏了一个癞头和尚，说专治无名之症，因请他看了，他说我这是从胎里带来的一股热毒，幸而我先天壮，还不相干；若吃寻常药，是不中用的……"

这段话，证明宝钗得了疑难杂症，这个病不太好治。既然"还亏了一个癞头和尚"，那也说明在找癞头和尚之前，宝钗已经遍访名医，肯定是看了很多正儿八经的大夫，但是都没有治好她的病。因为这个病是一个疑难杂症，是连名字都不知道的无名之症，刚好就有了这么一个癞头和尚，专治这种疑难杂症。他说这是从胎里带的一股热毒，请注意两个关键词，第一个关键词叫作"胎里带的"，说明宝钗的这个病是先天的，从胎里生下来的时候就生病了，而不是后天得出来的；第二个关键词叫作"热毒"，说明这个病是一个热证。

"幸而我先天壮，还不相干，若吃寻常药是不中用的"，幸好是因为我先天壮，如果吃一般的药是不管用的。这句话很有意思，至少包含了两层含义：第一层含义，我宝钗这个病的确是太重了，因为这个病是个疑难杂症，吃寻常的药根本治不了病，必须要吃一些不太寻常的药才能治；第二层含义是我宝钗的身体呀是金枝玉叶，我这样的身躯岂能是吃寻常药的身躯，我要吃的药也应该是与常人所不同的。通过这段描述也反映出了宝钗对于自己以及对于疾病的一些看法。这个病应该怎么治呢？宝钗继续往下说了。

宝钗："……东西药料一概都有限，只难得'可巧'二字：要春天开的白牡丹花蕊十二两，夏天开的白荷花蕊十二两，秋天的白芙蓉花蕊十二两，冬天的白梅花蕊十二两。将这四样花蕊，于次年春分这日晒干，和在药末子一处，一齐研好……"

癞头和尚开的药方，"东西药料一概都有限，只难得'可巧'二字"。这些个东西都非常有限，好在"可巧"二字，大家请注意一个关键词"可巧"，这个"巧"我们应该怎么理解呢？我们先按下不表。

他要什么？第一，需要春天开的白牡丹花，夏天开的白荷花，秋天开的白芙蓉花，冬天开的白梅花。这四样花不正是春、夏、秋、冬四个季节的四季代表花吗？他要的是大自然中一年四季的代表花，证明他要的是什么呢？他要采一年四季天地之精华的四样药物。

接下来咱们再看，他找的四种花是什么颜色呢？是白色。白色在中医当中怎么讲？中医当中我们分五行，五行配五色，五色配五行，可以正过来讲，也可以反过来讲。中医讲白色入肺，红色入心，黑色入肾，青色入肝，黄色入脾。那么白色的四种花是入肺的，我们都知道宝钗所得的病是咳喘，而这个咳喘，在中医来看，就应该是肺系的疾病，而癞头和尚开的药方当中用四种白色的花，能够入肺来治疗肺上的疾病，完全是合拍的。

另外，牡丹花、白荷花、芙蓉花和白梅花这四种花的确在中药当中是可以入药的，况且这四味药的性质都是偏寒凉的。我们都知道宝钗刚才讲了她的病是什么性质啊？是热毒！既然是热毒的话，应该怎么治啊？"热则寒之"！所以说我们用四种具有寒凉性质又可以入肺经的药来治疗宝钗的这股肺中热毒，在治疗思路上是完全合情合理的，你会发现癞头和尚开的药是有根据的。

再继续往下看，"于次年春分这日晒干"。他找了一个春分日晒干，春天我们说是主生发的季节。"和在药末子一处一起研好",还要把它研好了。那么有人说了，祁老师，其实这四味药，也并不是太难找啊，为什么宝钗还说这非常有限，还难得"可巧"两字呢？换句话说，如果让我们在座的每一位去找的话，你们也能做到，对不对？那为什么宝钗会觉得挺难呢？那是因为，这四种花根本就远远不够！除了这四味药之外，还有什么呢？

宝钗："又要雨水这日的雨水十二钱，白露这日的露水十二钱，霜降这日的霜十二钱，小雪这日的雪十二钱。把这四样水调匀了，和了药，若发了病时，拿出来，吃一丸，用十二分的黄柏煎汤送下。"

除了刚才所要的四样花之外，还要什么呢？还要四样水！雨水这日的雨水，白露这日的露水，霜降这日的霜，小雪这日的雪。除了这四样水之外，最后还要了一个黄柏汤。用黄柏煎汤，也就是说，用了五种水。那为什么"可巧"二字呢？因为雨水这天刚巧不下雨怎么办？白露这天刚好没露水怎么办？霜降这日没有霜怎么办？小雪这日没下雪怎么办呢？所以你会发现，宝钗的意思，难得"可巧"二字就是因为刚好这一年东西都备齐了，在雨水那天就下雨了，白露这天就弄到露水了，霜降这日就弄到霜了，小雪这日就采到雪了。所以说，这个药啊，不太好找！才难得"可巧"二字！

❖ "九"和"十二"，药中有数 ❖

现在这个方子说完了，咱们来回顾一下，这个方子一共用了几味药？答案是一共用了四种花、四样水，又加上了一个黄柏煎汤，一共是用了九味药，请注意"九"这个数字。咱们再来看一下，九味药它们的分量用的是哪个数字？刚才咱们说，四种花是十二两，现在四种水是十二钱或十二分，用的是"十二"，也就是说，在这个药方当中用到了"九"和"十二"这两个数字。这两个数字在中国传统文化中可是非常不得了的数字，该怎么理解呢？

"九"，在中国传统的术数当中是最大的阳数。大家都知道的一个节日，它的月为九，日也为九，九月九日名"重阳"。那么，最大的阴数是什么呢？中国传统当中最大的阴数是"十二"。"十二"这个数字和我们生活当中的很多东西都是息息相关的，比如说一年有十二个月，人生有十二属相，人体有十二经脉，一天有十二个时辰，等等。

咱们再看一下，九和十二的乘积是多少？等于一百零八。你们发现没有，阳数最大是"九"，阴数最大是"十二"，九和十二的乘积是一百零八，为大中之大。在中国很多古典文学作品当中或者在我们很多传统文化当中，一百零八这个数字就具有天意促成之意。比如说《水浒传》当中是一百零八位好汉，《红楼梦》当中出场的女子是一百零八位，和尚的念珠是一百零八颗，庙里撞钟的和尚撞也要撞一百零八下。你会发现，一百零八是天意促成之意。

❀ 中医之身心灵同治 ❀

刚才讲完宝钗的冷香丸，我们再继续往下深挖一层。这个方子，它处处体现的是什么？其实体现的是一种天意。疑难杂症，"可巧"碰到了癞头和尚，又"可巧"癞头和尚开了一个方子，这个方子呢，"可巧"一年四季都找着了，而这个方子当中又取了阳中之大，阴中之大。你会发现癞头和尚在给宝钗治病当中，并不仅仅在治疗宝钗身体的疾病，在很大程度上，也在治疗宝钗的心理疾病。因为你宝钗不是也暗示了嘛，你是金枝玉叶，你吃寻常药是不管用的，那么现在我癞头和尚给你看病的时候，开的方子也要符合你的心理，能够彻底地走到你的内心深处去，我会让你觉得这个方子也是天意促成之意。那么对于心思非常缜密的宝钗来说，这个方子，也正合她的心意。从这点来说，癞头和尚非常了不起。同时，我们也可以得出一个结论，曹雪芹在书写《红楼梦》的那个年代，也就是清代，现实当中已经有很多大夫会用心理疗法了。

我一直都认为，中医大夫给病人开药的时候，这个药方子，只是治病中的一部分。我也经常对我的病人说，如果说你们来找我祁大夫看病，仅仅是来求药，不是来求医的，这个病未必能看好。真正的看病是，不是来看病，更重要的是来求医。也许当你求对了医，有些时候有些药便不必再用，如果你求不对医，吃再多的药也许是没用处的。

"如果你求不对了医，吃再多药也许是没有用处的"。我不知道大家是否能够认同这种看法，但至少在我行医的过程当中，我一直都认为："看病，一个医生看的是有病的人，而不是人的病"。如果你仅仅把病人身上的疾病当作是一个一个的零件去进行修理的话，你至少缺乏了人文关怀。反过来，你作为病人，如果你只是把医生当作是一个修理工的话，你至少缺乏了对生命的敬畏。在我看来，医和患之间只有是一个对生命具有敬畏的病人，遇到了另外一个对生命怀有敬畏的医生，才是一个真正治疗的开始。而真正治疗的开始，绝对不是从药方子开始的，而是从这个病人见到这个大夫的第一眼，那一刹那间，治疗就已经开始。所以，中医的伟大之处在我看来一定是要身、心、灵同治的。

❧ 中医岂止是医 ❧

好了，咱们稍稍总结一下，以上咱们讲到了"春夏养阳，秋冬养阴"，这个在中医《黄帝内经》当中是一个非常重要的养生总原则。在这个原则当中，咱们详细分享了春夏养阳，秋冬养阴对应的春夏秋冬四个季节，以及春生、夏长、秋收和冬藏的具体含义。

我们在讲到春夏秋冬四季时，分享了一个非常经典的案例，来自于古典名著《红楼梦》当中的某一篇章。讲到了薛宝钗用的"冷香丸"，其中含着节气，含着中国传统文化等一些不同的概念。所以我们可以得出一个结论，中医本身并不仅仅是一门医学，中医本身就是一门富含传统文化的哲学。

我经常在课程当中以及跟我的病人讲，如果西医是医的话，那么，中医又岂止是医！引用一个有关翻译的例子，苹果手机最新款的广告语，大家还有印象吗？那句英文的"Bigger than big"。大陆很多人翻译为"比大更大"。后来台湾翻译了一个版本，堪称经典，他们翻译为"岂止是大"。你会发现，这个翻译非常棒，因为 iphone6 本身在体格上就是一个 big，但是它在进行宣传的时候说到了一个 bigger，说比大更大，岂止是大，这不仅仅指它的体格比较大，更重要的是它的整个功能、整个容量以及它带给你的整个体验都要比以前的版本更为强悍，所以非常简单明了地将它翻译为"岂止是大"。

我经常会把这个翻译的方式用在中医上，会说"中医岂止是医"啊。所以各位学习中医的时候，不仅仅是在了解一些治病的方法，而更重要的是通过学医去明了很多的理。通过学习我们不仅仅获得了中医，还有生活当中与我们息息相关的很多东西，我相信通过我的课程，一定会把你带到这样一个领域当中，那就是：一起来重新发现中医太美！

接下来的课程，我们将详细解读家庭生活中遇到的一些疾病。

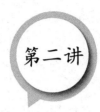

第二讲

"家庭小药箱"
之
感冒

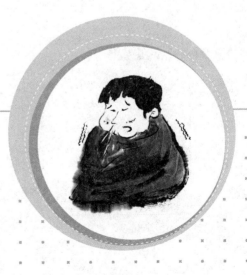

感冒是我讲解《家庭小药箱》的第一个疾病，因为这个疾病是我们每一个家庭当中必然都会遇到的。虽然说，我一直都希望和衷心地祝愿你们不生病，但这句话却显得非常虚伪，因为你不可能不生病。包括你本人，包括你的家人，甚至你的朋友，都有很多感冒的机会。那么在感冒的过程当中，我们究竟该怎么办呢？

我相信大家都感冒过，很多人说自己一个月一感冒，但问题在于感冒之后你该怎么办？你会发现感冒之后很多人首先不去看大夫，先选择一些所谓自己的治疗方法，比如说，先去买中成药。很多人去买中成药的时候往往是发现如果这个中成药的说明书跟自己的症状能够吻合个百分之七十到八十，就会觉得这个药就是应该选择的药了。买回家之后一吃，发现不太管用，马上再去药店，去买第二款中成药。最终当你自己感冒一场以后，家里至少备上了四五种甚至六七种不同的感冒药，但很多人并没有把感冒给治好，最后，再开始选择去看大夫。

我以北京家庭当中的某一个孩子感冒发烧为例：很多孩子一般都在晚上发烧，还是突然高烧，家长们非常担忧，然后大半夜开始往儿童医院跑。到儿童医院之后发现人山人海，需要去排队挂号，终于排了将近三个小时，挂上了一个号，挂完号之后终于见到大夫，其实见到的这个人并不是大夫，往往见到的是大夫的一个助手。这个助手要么是个护士，要么是他的一个实习大夫，你还没有见到真正大夫的时候，这个助手或者护士首先要给孩子开一些不同种类的化验检查，比如说，必须要检查的是血常规，对吧？如果说还伴随咳嗽的话，会让你再去拍一个胸片，甚至还让一些孩子再去做心肌酶之类的一些检查。

以目前北京的消费水平来计算，一个血常规平均价格大概需要 50 块钱，一个胸片大概需要 150 块钱，这就 200 块钱了。加上你的一个主任医师的挂号费，大概 13 ~ 15 块钱，这样你至少需要先花上大概 200 多块钱之后才能够真正地见到大夫。见到大夫之后，往往不到 3 分钟的时间就把你打发走了。这个时候要么给你开一些药回家吃去吧，要么稍严重一些，大夫会建议你输液。现在输一瓶液基本的价格将近 200 块钱，一般至少会让你家孩子连续输液三天，连续三天你的花费是将近 600 块钱。600 块钱加上你刚才的一些其他的花费，如果治好的话，在北京一个普通的感冒，花上 1000 块钱已经是非常非常常见的事情了。

但这是能治好的情况，如果还治不好的，那么你更遭罪了。所以鉴于此，我一直在想，如果对于感冒，我们大家可以选择一些自己能解决的方法，就完全不用去医院看大夫，完全不用去花那个钱了。当然有些人说我不在乎钱，但是我们在乎时间成本呀，一个孩子生病，全家统统都遭殃，全家都揪心。所以我一直都希望，大家应该自己去掌握一些真正治病的方法和知识。

很多人说了，我其实也了解过中医，我也知道在感冒选药的时候，首先要分析分析我的感冒是什么样的类型，对吧？很多人还会跟我互动说，感冒至少要分以下两种类型——风寒感冒和风热感冒。在感冒的时候，至少要去看看这个药到底是治风寒的还是治风热的，对不对？那么你怎么来判断自己是风寒感冒或者是风热感冒呢？有人说看说明书来对照我的症状呗。但问题是你对照了之后，真的就能判断自己是风寒感冒或风热感冒了吗？当你连风寒和风热都判断不清楚的时候，怎么知道这个药就管用呢？好了，这个疑问一下把大家问傻了，对吧？

其实呢，这个问题我曾经也非常迷惑。记得我在上大学的时候，就非常迷惑，感冒我究竟该如何区分风寒和风热？当我大学毕业开始给病人看病的时候，一开始也是分不清楚，不知道这个病人究竟是风寒还是风热。我当时把教科书上的原文背得非常的熟悉，但是我发现很多病人并不按书本来得病，不按套路出牌。为了说明这个问题，在准备这次讲课的时候，我还把我曾经上大学时所学的一本叫《中医内科学》的书关于感冒风寒和风热的区分来个现场说法。我们来看看，大家是否和我一样，能够区分开风寒和风热感冒。

我在大学中，学的第一本能够治病的书就是《中医内科学》，第一课讲的就是感冒。我不知道在座的有没有真正学医的人，我们学医的都有一个非常不好的现象，就是老师一讲感冒有什么症状，很多人会觉得，我是不是感冒了？我好像身上就有这样的症状。到第二课，开始讲咳嗽的时候，老师一讲咳嗽有什么样的症状，很多人又会觉得，我现在就有咳嗽，就是这种咳嗽，对号入座。基本上把这本书讲完了，我们会把这本书中所有的疾病都自己得一遍，会觉得自己得了一身病。这是学医开始的时候必经的一个过程，会觉得自己浑身都是病。

❀ 教科书对风寒感冒的描述 ❀

我们来看一下，教科书中是如何说风寒感冒的。教科书原文：

"风寒感冒是风寒之邪外袭、肺气失宣所致。症状可见：恶寒重、发热轻、无汗、头痛身痛、鼻塞流清涕、咳嗽吐稀白痰、口不渴或渴喜热饮、苔薄白。"

首先看第一句"风寒之邪外袭、肺气失宣所致"。这几个字对于很多人来说，基本你们不会看，为什么？因为看了你也看不懂，你们去买药的时候如果看到药盒上说"本药品治疗风寒之邪外袭、肺气失宣所致"，你们也根本不会关注这一点。对于一个普通家庭来说，你们往往是直接看症状，然后直接对照自己身上的症状，对号入座，如果你发现所述的症状和自己的症状百分之八十吻合，你就会觉得这就是风寒感冒，对吗？

我们来看一下症状的描述。"恶寒重"意思是非常怕冷，"发热轻"，发热很轻。发烧的时候一般是低烧，非常怕冷，但发热轻。"无汗"，是不出汗。"头痛身痛"意思是头也疼身上也疼。"鼻塞流清涕"，鼻子不通畅，流的鼻涕是清鼻涕。"咳嗽吐稀白痰"，吐痰的话是稀白痰。"口不渴或渴喜热饮"，口不渴，如果渴的话，喜欢喝的是热饮。"苔薄白"，最后是对舌苔的描述。因为今天是第一天讲疾病，所以我暂时不讲舌苔，放到后面。对于很多人来说，也不会看舌苔。所以很多人去买药时，一般情况只会针对症状，按照"恶寒重、发热轻、无汗、头痛身痛、鼻塞流清涕、咳嗽吐稀白痰、口不渴或渴喜热饮"来对照自己身上的症状。

我们来分析一下，"恶寒重"是指非常怕冷，可是现实生活中真的是按照这个套路来辨别风寒感冒吗？有多少人在感冒时出现"非常怕冷"这个症状呢？至少我身边，有些人在感冒时的确出现非常怕冷，但是依然有很多人在感冒时并不觉得自己非常怕冷。所以根据恶寒重或不重，你真的就能判断它是风寒感冒吗？不见得。

再看"发热轻"，一发烧就是低烧，不是高烧。这一点真的就能判断是风寒感冒吗？我并不这么认为。因为在现实生活中我们会发现，有很多人感冒的时候一发烧就是高烧，他容易高烧；而有些人一发烧就是低烧，他容易低烧；还有些人不发烧。所以根据发烧的轻重，我们无法来判断他就是风寒感冒。

下一点"无汗","无汗"即不出汗，更加是无稽之谈。在现实生活中，你会发现有些人平时就容易出汗，不管是感冒还是平时他都出汗，你不能根据无汗来分析他就一定是风寒感冒。

再看"头痛身痛"，有些人感冒会出现头痛、身痛的情况，有些人感冒的时候也不一定是头痛身痛。

"鼻塞、流清涕"，你会发现，刚开始感冒的时候鼻塞，有时通有时塞，情况不好判断。鼻涕呢？有些时候开始流清涕，有些时候鼻涕又变黄了，有时鼻涕是黄白相间的。所以根据鼻塞流清涕，你也无法确定是风寒感冒。

"咳嗽、吐稀白痰"，有些人咳嗽，有些人不咳嗽。有些人吐痰，有些人不会吐痰，尤其是很多孩子，根本不会吐痰。你会发现，根据咳嗽吐痰的情况也不能直接判断就一定是风寒感冒。

我们再看"口不渴或渴喜热饮"，口不渴，如果渴也是喜欢喝热水。这一点有个很怪的现象，现在很多家庭的孩子基本上喝水是习惯，而不是渴不渴，喝水是受家长指使的。作为爹妈会说，孩子你上学必须背壶水，必须喝水，不管是渴还是不渴，他都得喝水。另外，你发现你们家的孩子喝水的时候你肯定不会让他喝凉水，基本上喝的都是热水。所以你根据口不渴或渴喜热饮就一定能判断他是风寒感冒吗？我的答案是不能。

◈ 教科书对风热感冒的描述 ◈

根据以上风寒感冒的症状，我们既然不能判断出来它就一定是风寒感冒，那么接下来，我们再分析一下风热感冒，当你看到风热感冒的论述后，估计你会崩溃的。教科书原文：

"风热感冒是风热之邪犯表，肺气失和所致。症状表现为发热重、微恶风、头胀痛、有汗、咽喉红肿疼痛、咳嗽、痰黏或黄、鼻塞黄涕、口渴喜饮、舌尖边红、苔薄白微黄。"

风热感冒是"风热之邪犯表，肺气失和所致"，第一句话依然看不懂。我们直接针对症状，症状可表现为"发热重"，是发烧很重，一发烧就很高，那么你会发现，刚才已经分析过了，我们根本不能够根据发热温度的高低去区分风热还是风寒感冒。

下一条为"微恶风","微恶风"说稍稍怕风，风寒感冒刚才说的是"恶寒重"，一个恶风，一个恶寒，究竟它俩应该如何区分，究竟它怕冷怕寒怕到什么程度才是恶寒重，所以也无法以一个"恶风"来区别究竟是风寒感冒或风热感冒。

接下来，"头胀痛"，风热感冒说头胀痛，风寒感冒说"头痛，身痛"，多了一个"身痛"，那么现在根据头疼你就能判断它是风寒或风热吗？我相信大家根本判断不出来。

接下来，"有汗"，刚才我们讲了，出汗是一个人的习惯，很多时候有些人平时他也出汗，当然有部分人感冒他是有汗的，或者有部分人感冒是无汗的，这是另当别论，但是对于那些经常容易出汗者，你根本无法用这一点来区别他到底是风寒还是风热。

接下来，"咽喉红肿疼痛"，这点在风热感冒当中才有论述，而在风寒感冒当中没有。于是，我们就走入一个**误区——咽喉红肿疼痛就是风热感冒**。我们现实生活当中有很多人，他们就根据咽喉红肿疼痛来判断是风热感冒。也就是说，如果嗓子不疼的话，就是风寒，如果嗓子疼的话就是风热。究竟这个判断可取不可取？我的答案是不完全可取。这是今天我们讲到的，要纠正你们在日常生活的误区中非常重要的一个点。我们都知道嗓子疼，最容易出现的一个原因是上火了。有人说，上火了，所以嗓子疼，对不对？比如说因为今天晚上吃了火锅，明早嗓子疼；因为这两天少喝水了，所以嗓子疼上火了；这两天天气太热了，所以嗓子疼上火了。你会发现，当体内有热的时候，会导致嗓子疼，也就是说当感受了风热之邪，可以导致咽喉疼痛。但是不能反推，你不能说咽喉疼痛就一定是感受了热邪。因为在某些情况下，受寒同样可以导致咽喉疼痛。

有人不太容易理解，没关系，我会解释的。为什么感受了风寒之后有时咽喉同样会疼痛呢，这是个非常简单的物理现象，大家都知道物理学有一个非常简单的现象叫作"热胀冷缩"，大家都知道我们的嗓子是要协助我们发声的，我们的声带是要振动的，那么，当感受风寒的时候，中医说寒主收引，它会收缩，当我们的嗓子收缩的时候，嗓子同样是会疼痛的。所以，咽喉疼痛它既有可能是风寒，也有可能是风热，不能根据咽喉的疼痛，就判断它一定就是风寒或者是风热。

这个误区你们理解之后，大家进而就可以理解了，在现实的生活当中，为什么很多人的慢性咽炎一直没有治好呢？那是因为，在治咽炎的时候，很多大夫开的药，一派清热解毒。什么金银花、菊花、板蓝根、银黄颗粒等一系列清热解毒的药，让你们来治疗咽炎。当然也有些人是自己用药，用的也是清热解毒类的中成药。结果发现，咽炎反复难愈，一直不好，道理何在？你要考虑的是，有可能你的咽炎并非是真正的热导致的，有可能是风寒，是感受了寒邪，那么这个时候你再用一些清热解毒的药去治疗，岂不是雪上加霜吗？所以各位，今天咱们讲的这个误区，你们一定要明确，根据咽喉的疼痛，不能完全来判断它就一定是风寒或它就一定是风热。

咱们再看咳嗽。刚才我们也讲了，根据咳嗽以及吐痰的情况，我们无法来判断它是风寒或者是风热，因为有些人不会吐痰，无法来评判。至于痰的颜色，有些人开始偏白，后来发黄，后来黄白相间，所以这也不好说。

"鼻塞流黄涕"，风寒感冒当中的有些鼻涕发白，是清鼻涕，有些人的鼻涕是发黄，有些人的鼻涕是黄白相间，我们根本不能够通过鼻涕来判断是风寒或者是风热感冒。

"口渴、喜饮"，刚才咱们说了，根据喝水的情况，也是不能够判断出来它就一定是风寒或者是风热。

通过我给各位详细的分析讲解之后，你会发现，根据教科书当中所说的风寒感冒和风热感冒的症状来区分风寒和风热是不靠谱的。如果拿着这样的方式来治疗疾病的话，我们肯定是不会治病的；拿着这样的方法去选择中成药、选择代茶饮的话，你肯定是会选错的，因为你根本无从下手。那么大家究竟应该怎么正确来理解风寒感冒和风热感冒呢？接下来的话题非常的关键，大家一定要集中精力地来听我的讲解。

正确答案是这样的，在感冒过程当中真的没有绝对的风寒感冒，也没有绝对的风热感冒。所谓的风寒、风热，也只不过是感冒在整个发病过程当中，两个不同的阶段而已。我们可以把它称为风寒阶段或风热阶段，且这两个阶段之间还没有明确的界限。

举个例子，实际生活当中有一些感冒发生的情况是这个样子的：我这两天身体非常好，身体倍棒，吃嘛嘛香，心情好，非常之好，然后我今天高高兴兴地上班，开开心心地工作，然后安安心心地下班。下班之后，突然天降大雨，但今天恰巧没有开车，兜里也没钱打车，也没有公交车。怎么办？只能是冒雨前进。你发现自己也没带雨伞，也没有穿泳衣，否则你可以游回去，于是你就顶风冒雨回去了。回到家后，开始打喷嚏，开始浑身有点小冷了，很多人就会感觉到，我可能要感冒了。

很多人在感冒之前都有征兆，自己都会觉得我可能要感冒了，对吗？而这个阶段，你发现你开始打喷嚏了、开始有点鼻塞了、有点想流鼻涕了，然后你开始有点小冷了，这个时候我们就可以把它叫作感冒的风寒阶段。但你会发现，这个阶段，基本上非常的短暂，一般情况下几个小时、半天、最多不超过一天就过去了，也就是说，在这最多一天的时间里，如果能把这个风寒顺利地扼杀在摇篮当中，基本上你就没问题了。但很多人可能没有得到一个正确的处理方法，到第二天的时候，就发现自己发烧了，嗓子也堵了，可能又咳嗽，有点儿痰了，开始觉得有点儿燥了，这个时候，我们把它理解为是感冒的风热阶段，是由风寒往风热去转化了。

好了，当你明白了这个道理之后，我们得出一个结论：**所谓的感冒，没有绝对的风寒感冒，也没有绝对的风热感冒。**风寒和风热只不过是感冒当中的两个不同的阶段而已，如果在最初的阶段你能把它治疗好的话，基本上就没有下一个阶段。但是，这是我举的第一个例子，这种情况就是，你好生生地，突然之间，淋了雨，受了风，于是，你感冒了。但这种情况出现的频率并不很高啊，因为，没有那么多倒霉的人，刚好下雨就不打伞，没有那么多人，刚好自己不穿衣服光着身子就出去了，对不对？所以这种情况，你发现，有，但不多。

而现实生活当中，你们最最常见的情况是这个样子的：今天晚上很开心，姐儿几个哥儿几个一起聚餐，吃烤串，吃火锅，今天晚上整，明天晚上继续整。然后你会发现，连续吃了两天辛辣刺激的东西，嗓子就开始有点不舒服了，感觉体内也就燥了，就已经有了这种上火的症状，但是你没感冒，只是上火了。这个时候，如果说你哪天穿得少了一些，晚上出去让风那么稍稍一吹，第二天，发烧了，感冒咳嗽了。这种情况是我们生活中最常见的吧？那么这种情况是你本身体内已经上火了，继而，你又感受了一定的风寒之邪，这种情况是我们现实生活当中最最常见的，医学上我们叫外寒内热，老百姓叫"寒包火"，就是说外边有寒，体内有热，是寒包着火这样一个格局。

于是，咱们也得出一个结论：**风寒阶段和风热阶段并没有明显的界限。**因为很多时候我们出现的情况是，体内是热，外边是有寒的，这叫寒包火，外寒内热。既然是外寒内热，你们去选择风寒感冒的药不管用，选择风热感冒的药依然不管用，所以，你们吃了很多药往往不管用。

明白了这个道理之后，我们针对不同的情况该怎么解决呢？接下来我会把它分成三个阶段讲述：第一个阶段是风寒阶段；第二个阶段是风热阶段；第三个阶段是外寒内热，就是寒包火阶段。

◈ 感冒之风寒阶段 ◈

首先我来分享一下风寒阶段，关于风寒阶段我会给各位推荐一些不同的家庭小妙招。

风寒阶段推荐1：葱白生姜水

葱白加生姜，在水里稍煮一下，一开锅就好，不要久煎。

我推荐的第一个方法，从我们的厨房当中找材料——【葱白生姜水】。将二者在水里稍煮一下，一开锅就好，不要久煎。有人说我在淋雨之后，回家我赶紧去冲个热水澡，有用么？当然有用。但是，也有很多人冲了热水澡之后，依然不管用，效果不好，这个时候要去你家厨房找材料，找葱白和生姜。

首先来明一下"理"。今天开场我也说了，我希望这套课程，你们不仅能够学到真正实战实效有用的东西，而且，要明白为什么要用这些东西，我们要明理。明了理之后你会明白草木皆为药，你身边的一草一木，也许都可以拿来应用。

咱们首先说一下生姜，生姜我们大家都吃过，我们还知道一句话叫作"姜还是老的辣"，所以姜的第一个特性是辣，吃下去姜之后，你有什么感觉？是不是肚里面火辣辣的，这就是它温热的作用。

在中医当中，至少对我本人来说，会用到三种姜：第一种是生姜，第二种是干姜，第三种是炮姜。生姜就是我们厨房当中经常用的姜。干姜是把生姜晒干。炮姜是再经过炮制之后的姜。三种姜的个性稍稍不太一样，生姜有一定的发散之性，干姜更加偏向于温中。这个温中的"中"是指什么？该怎么理解？"中"指的是中焦脾胃。我们知道人体分上中下三焦，中焦对应的是脾胃。炮姜偏向走下焦，偏向于温肝肾。但不同的姜都具有温热的特性。

风寒阶段，我们首先应该要用什么药来祛散风寒呢？"寒则热之"，既然它是寒，我们要用热性的药物来对抗寒邪，我们用到了生姜。但是你吃完生姜或喝完姜汤之后，往往肚子先热，证明姜首先到达的是中焦脾胃。现在我们感受到的风寒是全身上下，从头到脚，从每个毛孔都感受到了，我们要把生姜的这种所谓温热的性质，从头到脚带到全身的每一个毛孔，于是我们用到了葱白。大家都吃过葱，当你吃生葱的时候，你什么感受？很多人会说，吃完葱之后鼻子突然通了，或者说眼泪都流出来了，证明这个葱的特性是辛香走窜的，它能走能行。

我们用葱白加生姜，用姜的热性来祛散寒邪，用葱白辛香走窜的性质带着姜的这股热性达到全身从头到脚的每一个毛孔，于是，就达到了祛散浑身上下感受到的风寒之邪。

现在我们再捋顺一下这个理，对付这个风寒阶段用到的是两个思路：第一是用具有热性的生姜来对付寒邪；第二是要用能把生姜的热性带到全身各处的具有走窜性质的葱白。

好了，当你明白这个理之后，挑战开始了。

信手拈来，草木皆为药

挑战一：没有生姜，怎么办？

明了理之后，你们就知道草木皆为药啊，我只不过找了葱白加生姜。你们学中医一定学的不是死方子，学的是活的"理"。如果你家没有生姜，你只要去找一个具有这种温热性质的任何的食物都可以。有同学说了，我可以找胡椒、花椒。我还看到了有人说桂皮，非常好！甚至，连这都没有，你吃两个辣椒行不行？也可以，只要具有所谓的热性就可以。

挑战二：没有葱白，怎么办？

你们家没葱了，你用什么？葱的作用我们放在这儿是为了辛香走窜，有人说我用洋葱，非常好。还有人说我用芥末，太正确了。各位，你看，你都知道当你吃芥末的时候，很多人闻到芥末味道，马上鼻子也通了，流鼻涕了，这证明，芥末它的作用就是辛香走窜的呀。所以，你明白这个道理以后就知道了，葱白加生姜只不过是个代表。

所以学医要明理，如果没有葱白加生姜，你就可以找其他东西来代替。随后我们的课程中，我会逐渐让你们明白，我给你们推荐的每一个方法都是活的，不是死的。如果没有这个药怎么办？你可以找其他东西去代替。你应该去了解我给你讲课过程当中，在配的每一个中成药或者每一款代茶饮，究竟中间的道理何在。

煮药时间和方法

继续往下讲它的方法："在水里稍煮一下，一开锅就好，不要久煎"。我为什么写得这么详细？是因为接下来，我要详细讲解一个更为重要的内容，就是如何煎药。

"在水里稍煮一下，一开锅就好，不要久煎。"为什么不要久煎呢？清代有位名医叫吴鞠通，写过一本书，叫《温病条辨》，这是整个中医学温病学派的代表著作。吴鞠通说过一句话：

"香气大出，即取服，勿过煎，肺药取轻清，过煮则味厚入中焦矣。"

什么意思呢？煮葱白加生姜的时候，香气大出，只要一有香气了，即取服，就拿来开始喝了。"勿过煎"，不要煮的时间过长；"肺药取轻清，过煮则味厚入中焦"，如果你煮的时间过长的话，药效就到中焦了。

人体的三焦

接下来，我们来分析一下人体的三焦。根据三焦理论，分为上中下三焦，上焦、中焦和下焦。其中，对应脏腑的话，一般认为上焦对应的是心和肺，中焦对应的是脾和胃，下焦对应的是肝和肾。

"肺药取轻清"，肺药属于上焦药，肺药是治疗上焦的。那么，当你咳嗽感冒的时候，西医也认为是上呼吸道感染，它是属于肺系疾病，既然是肺系疾病，那我们在煎药的时候，应该怎么办呢？肺药取轻清啊！"肺药取轻清，过煮则味厚入中焦矣"，不能久煎。

为什么肺药取其轻呢？在《温病条辨》中，关于上中下三焦论述得也非常非常明确。《温病条辨》中的原文说的是：

"治上焦如羽，非轻不举"；"治中焦如衡，非平不安"；"治下焦如权，非重不沉"。

这是《温病条辨》当中，对于上中下焦的一个非常简明扼要的治病方法。"治上焦如羽，非轻不举"。治上焦的时候用药呀，要像羽毛一样，要轻清上扬。"非轻不举"，就是如果不是很轻的话，它举不上去，这个药啊，就达不到心肺，达不到上焦。"治中焦如衡"。衡是什么意思呢？衡就相当于秤一样，度量衡。"非平不安"，就是说，我们在治病的时候要平衡用药的力度大小，使归于平，让它达到中焦。"治下焦如权"。权这个字是指秤锤，秤的秤砣。"非重不沉"，就是说这个秤砣，如果它轻就会沉不下去。治下焦的病，就必须让它沉下去。

明白了这个道理之后，现在我们肺药要取的是"轻清"，用药的时候，一开锅就好了，不要久煎，煮的时间长就入中焦了。从这里也可以看到，其实我们在现实生活当中，很多人在煮药的过程当中煮的是不对的。

跟随课程你会逐渐发现，中医看病其实很难，挺不容易的。因为中医在看病的过程当中，我一直都认为他不是一个人在看病，而是一个团队在作战。你会发现，首先你作为一个病人，去选择一个自己比较信任的中医大夫；找到他之后，他给你进行非常正确望闻问切，进行一个准确的判断；再到他给你开出处方，遣方用药；再到这个处方拿到药房之后，药房的人员需要稳扎稳打，足量抓药，况且还要保证药品的质量要好；最后拿回家之后，需要按照正确的煎煮方法去煮药，喝到嘴里起效。这中间的任何一个环节如果出现问题的话，也许疗效就大打折扣，因此我一直都认为，中医在看病的过程当中，它是一个团队作战，中医大夫把病看好了，应该感谢很多人。首先感谢病人对你的信任，第二要感谢药房给你的配药，还要再感谢药农所种出来的药货真价实。所以，我总认为一个医生是应该怀着一片感恩之心的。

代煎药的缺陷

缺陷一：不考虑煮药的火候和时间

在现实的生活当中，你会发现很多人在煮药的过程当中完全没有规矩。请注意我的措辞：**完全没有规矩**。因为现在很多人很懒，去看中医的时候，不愿意自己煮药，往往选择代煎药。当你们选择代煎药的时候，你觉得医院真的会给你按照上焦、中焦、下焦，按照不同的火候来煮药吗？其实很多时候是不会的！

煎药的时候，假如一个大夫给你开了 7 副药，这中间每副药用到当归15 克，一共 7 副，那么他会拿 15 乘以 7，就是 105 克，放在一个小布袋里，同样，所有的药统统抓好后放在布袋里，一次性煎煮。医院煎药的时候一般采用的都是自动煎药机，如果有些医院比较好的话，他会先给你泡一泡药，帮助药的有效成分更好的析出，但大多数情况下基本上就直接扔进去煮了，连续煮大概三四十分钟出锅后结束。我们说，一般煮药，要煮两煎，但是很多医院往往不可能给你煮两煎的。所以说，首先，在火候上是不准确的，另外，因为很多大夫都不单独说明，煮药的人也不知道这个药是治疗哪儿的病的，需要煎多长时间，所以一般都是连续煮三四十分钟完事。

缺陷二：有效药量不足

药煮好之后，他用这个封袋机给你封好 7 副药，一共分出来 14 袋药。我想问你们，你怎么就知道，他加的水熬出来的药，刚好能装 14 袋药呢？换句话说，如果药不够了怎么办？比如说只能装 10 袋药怎么办？其实这种情况是基本不存在的。因为，很多的医院为了保证这个药量是够的，他们宁愿先多加水，也就是说，本身需要出来 14 袋药，他宁愿让它出来 16 袋、17 袋、18袋，如果出完 18 袋药，他会给你 14 袋药，剩下的药怎么办？答案是只能倒掉。当一部分药被倒掉了以后，你会发现药的有效成分肯定是要打折扣的，这是毋庸置疑的。

缺陷三：没有遵守先煎后下的原则

好，另外一点，我们都知道，中药里有先煎后下的药，那么请问你的大夫给你开了这样的药怎么办？其实医院代煎药往往是不太可能给你先煎后下的，因为没那个时间，假如说给你开了某一味药，需要单独先煎一个小时，那怎么办呢？他们往往会把所有的药统统多煮一些时候。比如当所有的药统统都煮一个小时的时候，有些药的有效成分可能都已经挥发了，于是最终的这个药效其实也是会打折扣的。

所以我一直都建议，至少我的病人，我经常会建议他们，能自己煎药一定要自己煎药。自己煎药至少有以下两个好处：第一个好处是自己煎药的过程当中会比较认真，该先煎就先煎，该后下就后下，该加多少水，就加多少水，该煮多长时间，就煮多长时间，谨遵医嘱。另一个是当自己煎药的时候，有一份情感的因素。咱们举个例子，如果说你自己的媳妇生病了，你在厨房当中为她去煎一碗药的时候，一份浓浓的爱意就出来了，那岂止是一碗药，那还包含着一份情啊。当你亲力亲为去做一件事情的时候，你会发现感觉是不一样的。所以，我一直倡导能自己煎药的一定要自己煎药。

再说煎药的时间，我的建议是治疗不同的疾病，煎药的时间是不一样的。我经常会建议我的病人，如果治疗的是感冒、呼吸系统的疾病，一般煎药的时间是 10 ~ 15 分钟，最多不要超过 15 分钟。这个时间是怎么计算的呢？它指的是水烧开之后，也就是说大火先烧开，烧开之后关成小火，从关成小火开始计时。如果治疗中焦疾病，治疗脾胃的，我一般情况下，会让我的病人煮 25 ~ 30 分钟。如果治疗的是肝肾疾病，我一般会让我的病人煮 30 ~ 40 分钟。这是我为我的病人在开药的过程中，推荐的一些时间上的把控原则，供在座的各位来参考。

风寒阶段推荐2：紫苏叶水

紫苏叶 5 ~ 10 克泡水饮用。

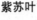

紫苏叶

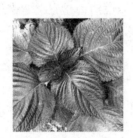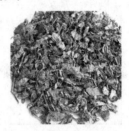

发汗解表、行气宽中、解鱼蟹毒

回到风寒感冒的话题当中来，我推荐的第一个方法是葱白加生姜。接下来如果有人说了："祁老师，我们家没有厨房怎么办"？的确，在北京这个地方很多人都是北漂一族，很多人家里包括一些租的房子是没有厨房的。即使有厨房的话，除了有一把刀用来防身之外啥都没了。所以，很多人说老师我家没厨房，所以说我想找个葱白加生姜根本找不着，根本没有怎么办？

我说了这套课程我会穷尽我所有的方法，达到"总有一款适合你"的效果，哪怕是个乞丐，我也总有一个方法能让你奏效。葱白加生姜不花一分钱对吧，接下来推荐给你的第二个方法——【紫苏叶水】，你需要花上大概 1 ~ 2 块钱，这个方法我把它叫作是"感冒发冷之神药"。各位，咱们在本套课程当中我很少会称某一个药为神药，既然用了这么一个名字，就证明这个东西的确太神了。具体怎么来用呢，紫苏叶 5 ~ 10 克，泡水饮用。

紫苏叶是药食同源的。它的叶子正面是青色，背面是紫色，所以叫紫苏。很多人家里种紫苏，新鲜的叶子也是可以用的，或者也可以把叶子晒干备用。但是大多数人的家庭小药箱不可能备鲜品，基本上都是到药店去买的干品。任何中药店都会卖紫苏叶，紫苏叶 5 ~ 10 克的价格绝对在 1 块钱之内，换句话说，如果你用 1 块钱能治好病，何乐而不为呢？为什么直接泡水呀，因为

"肺药取轻清",不能久煎。如果真想煮的话,也是一开锅就好。基本上我建议直接用开水泡就行了。

紫苏叶有什么功效呢?三个方面:发汗解表,行气宽中,解鱼蟹之毒。我们先解释最后一个功效,紫苏叶解鱼蟹之毒该怎么理解?在座的同学都是来自于中国不同地区,我以北京为例,平时大家吃鱼,你们会吃到水煮鱼、烤鱼、酸菜鱼,还有清蒸鱼、红烧鱼等。但是在北京我非常喜欢吃的一种鱼叫紫苏鱼,这个鱼就是用紫苏叶作为调料做出来的,紫苏在这里不仅调味,还起到解毒的作用。再举一个例子,大家知道沿海地区吃螃蟹会配一些酱,一是调味,一是解鱼蟹毒,这里面就有紫苏。紫苏的第二个好处是行气宽中,咱们先说说这个"中"是什么意思。在课程中随后会多次讲到"中"这个字,需要说明一下我所讲的"中"统统指中焦。行气宽中也就是说紫苏可以帮助调理我们的中焦脾胃,吃了以后让你的脾胃很舒服,不会滞气。所以说紫苏鱼既解鱼蟹之毒又行气宽中,让你吃了还想吃,很舒服,这是额外的分享。

对于风寒阶段,紫苏叶的功效主要在于发汗解表。感受了风寒就要发汗解表,基本上紫苏叶 5~10 克泡水喝完之后,大概 30 分钟之内,你浑身就会冒汗。我给大家讲一个真实的案例,这是发生在我身上的案例。

冒雨独行,紫苏来救

大家是否还记得,刚才我给大家讲过一个例子,有个人有点背,下班之后刚好就天降大雨,既没带伞,也没有雨衣,非常悲催。其实这个人就是我,这是大概在前年我的一个亲身经历。当时呢下雨,因为刚好没带钱,没法打车,连公交车都没法上,于是顶着雨就回去了。回去之后真的感觉到不舒服,洗了个热水澡之后,我觉得应该要好一些了,但是到晚上大概九十点钟,哎呀,就开始浑身发冷,我就明显地感觉到不行,肯定要感冒啊!但是大晚上呢,你说怎么办?

这个时候我马上想到的就是紫苏叶,因为紫苏叶最方便。如果是用葱白加生姜,我是不是还得再煮一会儿?我顺手就从家里边备着的那个小药箱里面抓了一把紫苏叶,也没称,大概可能 10~15 克这个样子,然后把水烧开之后,直接沏了一大杯,大概有 500 毫升我一口气把它喝下去,喝完之后睡觉。半个小时,浑身出汗,然后这一夜当中,还有大概一次到两次的出汗。第二天早上,神清气爽,一切正常。有了这一次得益于紫苏的亲身经历后,我一直把它推荐给我的病人。

如果今天晚上听课的同学里有感冒的，记得现在就喝，明天早上可以给我反馈一下。当然，用之前必须要判断自己是不是处于风寒阶段，身体里面有没有热？因为既然紫苏叶发汗解表，行气宽中，这也正说明它的药性是性温的，如果身体本身有热就不适合用。例如说刚吃完火锅再喝碗紫苏叶水，那这不就成了火上浇油吗？

风寒阶段推荐3：感冒清热颗粒

感冒清热颗粒，每次1~2袋，一日2次。

功效：疏风散寒，解表清热。

听完这个之后，有人说：祁老师呀，大半夜的，我们家没有紫苏叶，药店也关门了，不卖草药，能不能推荐一款中成药？除了这两个代茶饮之外，有没有一个中成药可以用呢？

那么，祁老师就给你们推荐风寒阶段的最后一招，一款中成药——【感冒清热颗粒】。

关于感冒清热颗粒，我需要解释几个非常重要的点，希望通过讲解能够改变你们对于感冒清热颗粒认识的很多误区。

那些年我们对感冒清热颗粒的误区

误区一：感冒清热颗粒是用来清热的

很多人认为感冒清热颗粒有"清热"两个字，就是治疗风热感冒的。错！第一点，你必须要意识到，感冒清热颗粒治疗的是感冒的风寒阶段，而非风热阶段。在座的各位同学，如果你们买来这个药，你会发现这个药的成分有荆芥穗、薄荷、防风、柴胡、紫苏叶，看到紫苏叶了吧？紫苏叶、葛根、桔梗、苦杏仁、白芷、苦地丁、芦根。你会发现，感冒清热颗粒的很多成分，例如荆芥、防风啊，都是疏散风寒的。紫苏叶，也是疏散风寒的。所以说，感冒清热颗粒它本身治疗的是感冒的风寒阶段，跟风热没有半毛钱关系。这第一个认识，千万要记住，感冒清热颗粒它是治疗风寒的。

误区二：没有根据自己的体格酌情灵活调整药量

第二点认识，怎么来吃。请看我上面的说明，我说每次1~2袋，每日两次。好，这一点来说，我坚信很多你们去买这款药的时候，你们看到药品的说明书上会写每次吃1袋，每天吃两次。为什么我推荐的跟说明书略有差异呢？那是因为我们选择吃中成药的时候，一定要根据自己的体格灵活调整药品的剂量。中国是一个很灵活的国家，你发现没有？中国人干什么事都很灵活，包括吃药。我要说明的是，咱们在吃感冒清热颗粒的时候，如果说你的体格非常硕壮，就不要只吃 1 袋了，最好能吃 2 袋，要不然不管用的。如果说你的体格相对来说比较瘦小，那么 1 袋就行了。总之，各位，中成药的剂量要酌情掌握，灵活运用，一定要注意到。

中国是一个非常灵活的国家，这种所谓灵活，我的一些外国朋友是非常难以理解的。因为有些时候，我会教我的一些外国朋友来做中国餐，虽然我做饭也不太好，但我会教他们做一些非常简单的东西。教他们的时候，他们会问我，加多少盐？我说适量！加多少油？适量！老外崩溃了，说究竟有没有标准啊？你会发现，中国人在做饭的时候，用量的标准就是一个适量、少许。对吧？我们在吃药的时候也要适量，这是你们要注意到的第二点。

误区三：感冒清热颗粒仅仅是成人用药

第三点误区，感冒清热颗粒孩子能吃吗？这里要纠正大家一个误区，很多人认为药一定要分成人药和小儿药。其实是错的，药其实不分男女、不分老少，甚至连种族都不分。什么意思？同样的成分，成人一次吃 1 袋到 2 袋，你家孩子，你吃半袋不就行了吗？对不对？当然了，同仁堂现在还专门出了一种小儿感冒清热颗粒，成分差不多，只不过增加了一些口味罢了，让孩子吃起来比较顺口。你会发现，现在很多小儿用药，说白了，只不过是把很多药品当中加入了一些比较好吃的成分，弄个草莓味、苹果味、橘子味，让它吃起来，感觉像吃水果似的，仅此而已，药本身的成分并没有太大差别。

所以药是不分老少的。甚至你说，你吃 1 袋，你家孩子吃半袋，对不对？这是根据你们自己的体格、体重来决定的，对吧？甚至我说连种族也不分，比如说你自己感冒了吃 1 袋好了，你家养头猪，猪病了怎么办？吃 1 盒！对不对？一个道理，对吧？当然这个例子比较极端，但就这个意思。

误区四：感冒清热颗粒可以长期服用

最后一点说明，请问感冒清热颗粒应该吃多久？有人说一天、两天的，有说三天的，还有说一周的啊。还有人说这个症状差不多就行了，有人说见好就收。非常好，听我的正确解答啊！感冒清热颗粒刚才咱们讲了，它针对的病机，是用于感冒的风寒阶段。既然如此，大家是否还记得，我说了，风寒和风热只不过是感冒过程当中的不同阶段而已，我也讲过，风寒阶段一般所经历的时间是多久？我说过是几个小时、半天，最多不超过一天就结束了。那么，言外之意，感冒清热颗粒服用也就最多不能超过一天。当你的感冒延续到第二天的时候，也许你的病情就已经不再是风寒阶段了。至少，有可能有一部分寒化热了。所以说感冒清热颗粒是最多吃一天的。如果一天不管用，到第二天，你就应该去换药了！至少说要换一些含有清热作用的治疗感冒的药了！

大家这个误区有吗？我相信，肯定是很多人会有的。因为我知道在北京很多人把它叫作是"中国咖啡"，这个名字从哪儿来？"有病没病，有事儿没事儿，喝点儿中国咖啡！"记住任何药都不是说有病没病就可以喝的。感冒清热颗粒基本上也就是吃半天或一天就 ok 了！

"男女不分"的用药方法

刚才说到用药不分老少，这里衍生一下，用药还不分男女，怎么理解呢？我曾经给一个男病人开过一款药，叫"八珍益母胶囊"，当时这个病人拿着方子下楼取药，还没走到药房呢，又回来找我了，说：祁大夫，你是不是给我开错药了？我说怎么开错药了呢？他说您给我开的是八珍益母胶囊啊！因为在他的理解当中，八珍益母胶囊，益母嘛，那这个药一定是女性用药。这里说一下，当咱们课程结束的时候，我希望大家能够达到的一个境界和层次就是，你们一定要学会看中成药，看的重点不是这个药的所谓的"主治症状"，而是它的成分，不是去一一跟症状对应，而是关注它的成分所对应的主治功效。

其实八珍益母胶囊它最主要的成分叫作八珍汤，八珍汤含有两个方子，一个方子叫四君子汤，一个方子叫四物汤。四君子汤是一个补气、调气的千古名方，四物汤是一个调血的千古名方。所以，八珍益母胶囊它的主要功效是调理气血的，当气血双虚的时候用八珍益母胶囊可以吗？可以！很多女性月经不调的原因在于气血双虚，所以我们常常用八珍益母胶囊来调理她的气血，从而达到调理月经的作用。于是让很多人误认为它就是调理女人月经的一款药，其实非也，女人可以出现气血双虚，难道男人不可以吗？只要是出现了气血双虚的情况，我们都有可能用八珍益母胶囊来调理，不分男女。

再比如说乌鸡白凤丸，很多人说男人不能吃。错了！只要对证都可以拿来运用。再比如说逍遥丸，很多女人吃这个药来调理肝气郁结，你说男人就不能肝气郁结吗？所以说他也可以用逍遥丸呐！对不对？**因此注意，药不分**

男女，不分老少，连种族都不分。这是一点补充说明。

最后，关于风寒阶段，我们来简单地回顾一下，我推荐了三个方法。第一个方法，从厨房当中找材料，用葱白加生姜煮水。如果这两个没有的话，怎么办呢？那我们明理之后就可以信手拈来，草木皆为药。第二个方法，没有厨房的话，可以去买一个药叫紫苏叶，用它泡水喝就可以了。第三个方法，如果选择中成药的话，推荐感冒清热颗粒，这个药目前的市场价在 10 块钱左右，所以我说了，我讲的每一个疾病的治疗一般不会超过 30 块钱。

《祁老师答疑区》

问题 1：生姜葱白水，生姜和葱白用多少量？

祁老师：适量！这是一个食物嘛，你就没有必要一定要去称，适量即可。

问题 2：煎药一定要盖上盖子吗？

祁老师：目前我对我的病人几乎所有的建议都是，一律不盖盖子，不管治什么病，统统不盖盖子。为什么？因为很多的药是需要在煎煮的过程当中，挥发走一定的有害成分的，比如说半夏是有毒的，附子是有毒的，细辛是有毒的，都需要在煎煮的过程当中把有害成分给挥发走。那有人说了，药性会挥发吗？药性的挥发，在于你对煎煮时间的控制。举个例子，薄荷需要后下，也就是煮 2~3 分钟就可以了，你非要煮 30 分钟，那肯定挥发走了。

问题 3：煎药之前需不需要泡？应不应该漂洗一下？

祁老师：必须要泡。很多开的中药当中有块状、根茎类的药，不泡就直接煮的话会影响药的有效成分的析出。可以漂洗，如果你觉得药脏的话，可以迅速淘一下，不要泡了半天之后再淘，或是泡了半天之后再把水倒掉，那么某些有效成分已经带出去了。泡药的时间我一般建议是 20~30 分钟。

问题 4：现在很多医院开的中药是颗粒药，直接用颗粒冲服行不行？

祁老师：不行，我的态度非常明确。我有若干病人曾经找我看病，就是因为原来吃了一些颗粒药不管用，并不见得是医生开的方子不管用，而是这个药打成颗粒之后是有问题的。中药汤剂贵在什么？贵在根据方子抓的各种药在加水煎煮的过程中，互相发生的一系列不同的化学反应。而直接打成颗粒之后，缺少了这个煎煮过程，有可能这个药效就不一样了。

另外，还有人说："老师，我去买了一些超细粉，可不可以吃？"我的答案是有些药可以，有些药是不可以的。咱不说很多人都知道的龙胆泻肝丸的例子了，我给大家举一个真实的案例，曾经出现过一个关于中成药"朱砂安神丸"的案例，很多西医、国外媒体都说：朱砂是有毒的，我们进行过化验检查，发现朱砂是对人体有害的，中国竟然很多人把有毒物质吃下去，太不把命当回事了。

实际上，我们拿朱砂煮药来说，在煎煮的过程中，一方面很多有害成分有可能被挥发走了，另一方面有可能有害成分根本就没有析出来。而当我们把某些药打成超细粉的时候，也许它内部的组织细胞已经被完全再次破坏。所以说呢，我一向主张的就是中药该煮药就煮药，该怎么吃就怎么吃，最好要按照古人所传下来的那种传统的方法来做。中医既然传承了几千年，祖先一直用了几千年自然有他的道理，我们不要现在上来就进行一个即兴的改变，这些问题大家必须要有所了解。

问题5：紫苏叶干品和鲜品效果一样吗？

祁老师：一样的，如果用鲜品的话，药量一定要大一些。

问题6：孕妇可以用紫苏叶吗？

祁老师：孕妇完全可以用，因为紫苏本身有安胎的作用。

❀ 感冒之风热阶段 ❀

风热阶段是什么意思呢？风热阶段基本上是以热为主，但这个风热阶段完全可能是由风寒阶段转化过来的。我们曾经讲过风寒感冒，风寒阶段在一般情况下持续时间非常短暂，几个小时到半天，最多不超过一天也就过去了。如果说在一天之内你能采用正确的方法，把风寒阶段扼杀在摇篮当中的话，这个感冒也许就烟消云散了。但如果你没有一个非常正确的处理，到了第二天，也许就开始出现咽痛、鼻流黄涕，感觉到自身开始上火或者发热的情况了，这个阶段我们把它叫作风热阶段。对于风热阶段我们究竟应该怎样才能更好地处理呢？

风热阶段推荐 1：双黄连口服液

双黄连口服液。一次 10～20 毫升，一日 2 次。

成分：金银花、黄芩、连翘。

功效：疏风解表，清热解毒。

用于外感风热所致的感冒，症见发热、咳嗽、咽痛。

关于风热阶段，我推荐给大家的第一个中成药——【双黄连口服液】，这是大家非常熟悉的一个药。

很多人首先对双黄连口服液有一个误区，有人看到这个名字之后，第一反应就是认为双黄连口服液就是双倍的黄连，于是他们认为双黄连口服液当中最主要的成分一定是黄连。如果你这样认为的话，那就大错特错了，其实它含有的成分是金银花、黄芩和连翘。

那么为什么叫双黄连呢？我来给大家解释一下，其中，黄芩就是"黄"，连翘就是"连"，各取一个字叫"黄连"，金银花为什么叫"双"呢？因为金银花又叫"双花"。在生活当中你们见到金银花的话，会发现其实金银花它里边开出来有两朵小花，在长到一定阶段的时候，这两朵花的颜色还真的有差距，一个会偏白些，一个会偏黄些，仿佛是金和银的颜色一样。所以说中国的古人在取名的时候非常有艺术，把它取名叫金银花，又叫双花。双花和黄芩、连翘各取一个字，叫作"双黄连"。

双黄连口服液的功效是疏风解表、清热解毒，用于外感风热所致的感冒，症状可见发热、咳嗽、咽痛等。其实讲到这个地方，我想给大家作一个引子，我坚信有一天我给你们讲到最后的时候，你们一定不会过多地去关注药品说明书上的诸如"用于什么外感风热所致的感冒，症状可见什么"之类的这些话。因为，跟着我学到最后，我一定会灌输这样一个思想：当你们看到一个中成药的时候，首先你们应该看中成药当中的主要成分，比如说金银花、黄芩和连翘。另外，你们会看到的是，这个主要成分所代表的主要作用是什么，比如双黄连口服液的主要功效叫作疏风解表、清热解毒，这就够了，剩下的关于具体症状的描述都是次要的。我们很多人在生活当中，买药的时候一定先去对照症状。今天我给你们讲完之后，你们随后会发现只去对照症状都是不靠谱的。你们首先要看成分，成分明白之后再看功效，这是给大家分析的关于双黄连口服液当中的第一个误区。

第二个点要讲给大家的是，双黄连口服液在喝的时候，究竟应该怎么喝。你看我写的是一次 10 ~ 20 毫升，一日 2 次。这个瓶装当中每一支有 10 毫升，基本上这个药品的说明推荐是一次 10 毫升，一日 2 次。那为什么我又给你们写的是 10 ~ 20 毫升呢？在我给你们讲感冒清热颗粒的时候，我说咱们作为中国人，在吃药的过程当中，一定要灵活掌握，要根据自己的体重、体格等一些情况灵活酌情掌握。

但不管是一次喝 1 支，还是一次喝 2 支，双黄连口服液可不是一个让你没事就可以喝的药。双黄连口服液它的三个成分是金银花、黄芩和连翘，这三味药在中医当中的药性都是属于苦寒的药，既然属于苦寒的药，一般都会有碍于脾胃，可能会伤及脾胃。那么，这个药如果你长期大量地服用的话，对脾胃素虚的人，会产生一些不好的影响，所以这个药我不建议大家长期大量地服用，明白吗？

但这个药对于风热阶段，不管是发烧也好，咽痛也好，它的作用的确是不错的。于是有人问我了，说祁老师，我真的觉得我的身体状况很适合喝这个双黄连口服液，但是我又觉得我的脾胃不太好，我一喝双黄连口服液烧可能退下来了，但是肚子又坏了，有没有一个相对来说两全其美的方法啊？你会发现现实生活当中，有很多人会问到类似的问题。对于在座的各位来说，如果你也认为自己的脾胃功能不是特别的好，你喝双黄连口服液也觉得有点寒的话，怎么办呢？

风热阶段推荐 2：银翘解毒软胶囊

银翘解毒软胶囊。一次 2 ~ 4 粒，一日 2 次。

功效：疏风解表，清热解毒。

用于风热感冒，症见发热头痛、咳嗽口干、咽喉疼痛。

下面我为大家介绍第二款中成药——【银翘解毒软胶囊】。你会发现这个药和双黄连口服液的功效如出一辙，都是疏风解表、清热解毒。但他们的区别在哪儿呢？双黄连口服液含有双花、黄芩和连翘，而银翘解毒软胶囊来自于一个千古名方，这个名方来自于吴鞠通的《温病条辨》一书。

吴鞠通开创了温病体系的先河，他曾经有过一个方子叫银翘散，提到"银翘散"这三个字我们就应该明白，里面至少含有金银花和连翘。银翘解毒软胶囊就来自于银翘散，这个药包含双黄连口服液三分之二的成分。但银翘解毒软胶囊比双黄连的药性要温和一些。因为银翘散中含有荆芥、淡豆豉这些性温的药。这样一来，银翘散中所含的主要成分就不是一派苦寒了，所以从配伍来看，银翘解毒软胶囊要比双黄连口服液更柔和一些，如果你觉得自己脾胃功能较差，就可以酌情使用银翘解毒软胶囊。

有同学肯定要问了，既然银翘解毒软胶囊这么好，是否可以把双黄连舍弃掉？不是的，因为从真正苦寒的力度来看，双黄连口服液的效果要比银翘解毒软胶囊来得要大。生活当中都有这样一个道理，凡是比较专一的东西相对来说能量就会比较强大，凡是兼顾越多的东西在专一方面就要显得稍差一些。举个例子，虽然现在的手机能打电话、上网、发短信还可以照相，但是手机照相功能再强大，也替代不了专业的单反相机。因为单反相机的镜头就是那么专业，它就是在光学这一个领域做得非常完美的。所以双黄连口服液和银翘解毒软胶囊这两个药还是要根据自身的情况酌情掌握。

那对于孩子来说该怎么办呢？孩子可以用银翘解毒软胶囊，另外现在市面上还有针对儿童喝的银翘解毒口服液。因为胶囊很多孩子吃不下去，这个时候你可以选择银翘解毒口服液。

以上是给大家推荐的两款中成药。

风热阶段推荐3：退热良药——石膏大米汤

石膏大米汤，可以退热的一剂良药。

生石膏15～30克，一把大米，一起煮，等米熟了，喝汤。

生石膏

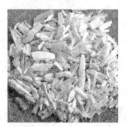

清热泻火、除烦止渴

中药的代茶饮我们应该怎么来配呢？我推荐给大家的代茶饮是——【石膏大米汤】，我把它称为可以退热的一剂良药，言外之意，它的退烧作用非常强。如何来运用呢？生石膏 15～30 克，一把大米，一起煮，等米熟了，喝汤。

石膏一般分两种，即生石膏和熟石膏。腿骨折时打夹板用的石膏是熟石膏，一般不入药不内服，内服一般用生石膏。生石膏的功效是清热泻火，除烦止渴。在家庭中，如果当时救急，我们没有石膏，也可以用豆腐代替，"石膏点豆腐"，豆腐中就含有了石膏的作用。

石膏大米汤为何如此高效？这个方子不是我本人的独创，是我学来的方子，它来自于民国的名医张锡纯。他在中国医学史上可是个绝对的不可磨灭的一个人物。他著有《医学衷中参西录》，书名的意思是，研究医学既要衷于中医，也要参考西医，于是你就明白了，这本书其实是开创了中国医学史上中西医结合的先河，或者说，它奠定了中国中西医结合的里程碑。

石膏大米汤来自于张锡纯独创的一个方子，张锡纯其实创作了很多中西医结合的方子。比如除了石膏大米汤外，他还创造出一个非常著名的方子——阿司匹林石膏汤，阿司匹林大家都吃过吧，这是一个非常经典的西药，解热镇痛药。当年，张锡纯在行医的时候，觉得很多时候西药比如单纯用阿司匹林，是能退烧，但并不是他想象中的那样好，于是他非常创新地创造出了这么一个有点匪夷所思的方子——阿司匹林石膏汤。

各位有没有发现，其实创新真的很难，当你在某一个时间、某一个地点，突然产生了一个灵感，你要把两个看似风马牛不相及的东西结合在一起，创造出的第三个事物往往会遭到很多质疑。但是，经过时间的沉淀才发现这东西是如此有效，你才会觉得这是多么的牛多么的厉害！他把阿司匹林和石膏放在一起做了一个汤，发现要比单纯用阿司匹林或单纯用石膏的效果都会强，这是举的一个例子。

说到石膏大米汤，则要说到张锡纯的行医经历。他最初是个军医，民国时候，军阀混战，中国整个局势不稳定，各个地方都是占山为王的土匪。作为军医，张锡纯跟着部队南征北战，帮士兵治病。由此，我们有理由推测，张锡纯其实在最初的时候，或者说在他生命当中，医术最强悍的一面应该是外科、伤科。因为打仗过程中，士兵被对方刺伤流血时该如何止血？骨头折了该如何接骨？错位了该怎么办？我们不难相信，张锡纯在这方面应该是非常强悍的。但事实上，张锡纯在医学上是各个科兼修的，是一个内外妇儿全科的全才。一直以来，张锡纯是我本人非常推崇、非常敬仰的大夫。他的《医学衷中参西录》是我案头的必备书，他在我心中是近代首推的医学大家。

石膏大米汤的故事

张锡纯行医名扬大江南北，于是大家都知道河北出了一个名医。有一次，张锡纯行医到沈阳，遇到沈阳县（现今的沈阳）知事（相当于县长的职位），知事叫朱霭亭，恰逢朱知事的夫人得了温病，高热不退，很长时间了。听说名医张锡纯来到了沈阳，立马请张锡纯到府上给朱夫人救治。

张锡纯到了朱府之后，看到朱夫人非常痛苦地躺在病床上，几乎奄奄一息，嘴里喘着粗气。让张锡纯比较吃惊的是，他发现朱夫人的头上一圈都围着冰袋。于是，张锡纯就问为什么要放冰袋，家人说放冰袋是要退热，这是刚刚请的一个日本大夫给的方法，要用冰袋来降温。大家都知道，当时日本已经开始在东三省活动了，于是日本的医学也就跟着进入中国。

张锡纯问温度降下来了没有？家人说依然不降。张锡纯给朱夫人把脉后发现朱夫人的脉象洪大有力，而且发现朱夫人的面色较赤（红），还喘着一股热热的粗气。于是张锡纯断定，说朱夫人体内是一股热邪，热邪无出路，而这个时候，又偏偏在她的身上裹了一层冰袋，这岂不是雪上加霜吗？本身身上有热，又裹了一堆的冰袋，这个时候热邪从哪出呢？出不来啊，对不对？于是赶紧命家人将冰袋去掉，去掉之后，张锡纯想了一个办法，就是石膏大米汤。

当时的方法，就是将石膏和大米一起煮，记载说大概煮了几大碗，然后让朱夫人喝，朱夫人从晚上一直到第二天早上一共喝了三到四次，到第二天早上的时候，神清气爽，一切病情解除。

这是关于张锡纯用石膏大米汤的典故。

石膏大米汤的案例

再讲一个来自于我本人家庭中的真实案例。这是我母亲的一次发病经过，是我全程来进行救助的。那是一个秋天，当时我妈早上起来去买菜，买完菜回来之后，她告诉我说："儿子，我觉得可能刚才穿的衣服少了，有点不太舒服。"当时我也不太在意，心想可能就是出去受了点凉，我就说："妈你多喝点水呗。"那天我妈就在家里喝水，但是在我晚上下班回来的时候，她越发感觉到不太舒服，当时我就说："妈你赶紧洗个热水澡睡觉。"但大概到晚上将近 11 点的时候，她开始发烧，而且不到半个小时温度就将近 38.5 摄氏度。

我们来分析下这个情况，这个发病的经过很有意思，早上出门去买菜感到受风寒，有一个非常明显的感冒风寒阶段，如果这个阶段能有效地处理的话，也许感冒就不会再发展。但是由于我的疏忽，没有一个有效的救治，结果逐渐往下发展，到晚上已经经过将近一天的时间了，这个时候风寒逐渐地由表入里化热，开始变成了风热阶段，一直到晚上11点的时候开始发高烧了。

当时我心想怎么办呢？喝汤药也来不及了，后来我马上就想到了这个方法，石膏大米汤。我印象当中当时就抓了那么一把石膏，现在想想，这一把应该有40～50克，然后又抓了一把大米，就是咱们平时吃的大米。我煮了1000毫升左右的石膏大米汤让她喝，从晚上12点开始到第二天早上，半夜醒来就喝或者不醒就让我爸爸去叫醒她，让她喝。一直到第二天早上把这1000毫升的石膏大米汤喝完，结果第二天早上一切正常。这是发生在我身边的运用石膏大米汤治病的一个真实的案例。

大概在两个月前，我本人也有一次发烧，当时温度在39摄氏度左右。同样的方法，我大概煮了1000毫升左右的石膏大米汤。石膏大米汤熬出来后，我就开始喝，同时，我捂着被子让自己发汗。因为我第二天要上班，必须把这病一夜之间给治好，要把烧给退下去。我一晚上出了好几次汗，然后继续喝这个石膏大米汤，到第二天就好了。这个石膏大米汤，喝起来味道还非常好喝，根本没有任何的苦味，完全是咱们喝的白粥的味道。

在这儿，我要纠正大家的一个误区，有些人发现喝了之后不出汗。各位，当你去吃感冒药的时候，虽然本身感冒药具有发汗的作用，但不一定这药喝下去之后会有非常明显的发汗情况。怎么办？这时你要帮助自己来发汗，就是一定要盖上被子让自己出汗。还有很多人说，我也盖被子了，为什么我就不出汗呢？各位，盖被子的时候，你一定要记得把你的全身上下的每一个毛孔都给捂起来，只有把你全身上下的每个毛孔全都盖起来之后，会很闷，这个时候才容易出汗。

石膏大米汤之药理

石膏的作用是清热泻火、除烦止渴，它是直接来退烧的，这就是石膏的作用。但石膏的药性是比较寒凉的，言外之意是如果有些人脾胃素虚的话，你在吃石膏的时候，也许会拉肚子。而我们用大米的作用就是为了顾护人体的胃气啊！就是说，将大米和石膏放在一起的目的，是为了不让石膏过于寒凉损伤到脾胃。当然，另外一个作用，大米本身是养胃的，它可以把药效更好地带到胃部，从胃部再发散到全身的各处，以此帮助你除烦止渴，帮助你把热邪往外透发。这个医理大家懂了吗？当你学医明了理之后，草木皆为药，为什么这么说？因为如果你们家没有生石膏怎么办？刚才咱们也说了，石膏是点豆腐的，豆腐可以吗？完全可以，石膏点豆腐，豆腐当中就有石膏啊！所以说呢，你可以用大量的豆腐，况且豆腐的性又要比生石膏的性温和得多。用豆腐的话，你可以用上100克或150克的豆腐来和大米放在一起煮，懂我意思了吗？所以，各位学医必须要明理。

祁老师答疑区

问题1： 小孩子喝了石膏大米汤不舒服是怎么回事？

祁老师： 在我看来，有可能是你大米的量有点少，配伍的时候石膏的量有点多了，因为石膏本来就是偏寒凉的，所以你在给小孩用的时候，一般用到15~20克的生石膏和一把大米。

问题2： 三个月的婴儿能喝石膏大米汤吗？

祁老师： 三个月的婴儿也可以喝的，这个方子不分大人小孩。每个方法不分男女、不分老少，连种族都不分，甚至你家的宠物生病了，也可以喝这个，只不过是掌握好量就可以了。

问题3： 祁老师的母亲除了发热之外还有其他什么状况？

祁老师： 我妈当时就只是干烧，很多时候在发烧的最初阶段就是以干烧为主。

问题4： 石膏大米汤孕妇能喝吗？

祁老师： 我可以保证的是，当孕妇感冒发高烧的时候，至少说你用石膏大米汤的安全性比你去医院输液、吃抗生素要好很多。

❀ 感冒之外寒内热阶段 ❀

在我们的现实生活中，除了风寒阶段和风热阶段之外，还会有一个情况，那就是外寒内热的情况。

我们会发现很多人都是体内先有热了，然后又感受了一些外风，这个时候，就出现了所谓的寒包火的情况。寒包火又叫外寒内热，寒包火的情况是我们生活当中非常常见的，也是很多年轻人经常出现的情况。年轻人容易上火，上火的原因很多，可能是你少喝水了，可能你性急容易上火，也有可能是因为你吃的饮食易上火。

外寒内热阶段推荐1：紫苏叶10克，防风10克，栀子8克，代茶饮

| 紫苏叶 | 防风 | 栀子 |

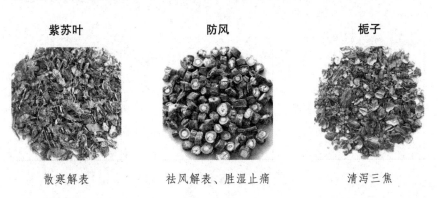

散寒解表　　　　　祛风解表、胜湿止痛　　　　清泻三焦

外寒内热我们该怎么办？外寒内热的情况首先推荐给大家一款代茶饮——【紫苏叶10克，防风10克，栀子8克，代茶饮】。

当外寒内热的时候，我们的治疗思路会非常明确：第一个思路，一定要祛外寒；第二个思路，一定要清内热。外寒内热，我们既要祛外寒，又要清内热，接下来我们分析一下这个代茶饮的方子，你要明理。

首先咱们看下祛外寒。祛外寒的药物我们用哪个？我们用紫苏叶和防风。咱们讲过紫苏叶，紫苏叶它能散寒解表，是可以祛外寒的；防风，顾名思义防止风邪入侵，就是为了疏风解表。所以说紫苏叶和防风放在一起，共同起到了一个祛外寒的作用。栀子的作用是清内热的，大家看到栀子的作用是清泻三焦。当这三味药配伍在一起的时候，用紫苏叶和防风共同祛散外寒，用栀子来清泻内热，于是，外寒内热的格局就被这三味药彻底打破。

这个外寒内热的代茶饮怎么运用？首先，紫苏叶这个药基本上不用久煎，稍稍泡一下就可以。而你一看防风是根茎，栀子是果实，防风和栀子如果直接泡水的话可能是泡不动的。如果打碎的话，你会发现栀子直接用水泡也是可以的，但防风还是需要煮一下的。于是乎你们该怎么弄这个代茶饮呢？你们把防风先煮一会儿，最后再下紫苏叶和栀子，懂了么？这是一个煮的方法。

另外这个代茶饮如何运用呢？首先我们看到我所规定的紫苏叶 10 克，防风 10 克，栀子 8 克，这是一天的量。一天的量你需要煮出来多少呢？我的建议是煮 1000 毫升左右，供一天喝，一天把它喝完，所以叫代茶饮。什么叫代茶饮？就是一天都要去喝，以此代茶为饮。

外寒内热阶段推荐 2：沟通内外的防风通圣丸

防风通圣丸。一次 1 袋，一日 2 次。

功效：解表通里，清热解毒。

用于外寒内热，表里俱实，恶寒壮热，头痛咽干，小便短赤，大便秘结，风疹湿疮。

有人问除了代茶饮，有没有其他推荐呢？代茶饮如果你觉得比较麻烦的话，我推荐一款个人非常推崇的中成药——【防风通圣丸】。

很多人对防风通圣丸有误区，有人说我这个皮肤病，起了风疹，起了湿疹，大夫给我开了一个防风通圣丸。那么现在治感冒，你让我吃防风通圣丸，显得有点不太靠谱。

但其实它的主治作用是解表通里、清热解毒。防风通圣丸的作用既可以解表，又可以通里，它通里的目的是为了清热，所以防风通圣丸是我在生活中能找到的为数不多的、非常有效地治疗外寒内热的中成药。防风通圣丸既可以祛外寒，又能清内热，那为什么它可以治疗皮肤病呢？

咱们再来想想，皮肤病的机理是什么？所谓的皮肤病，就是皮肤上的问题。患了皮肤病的时候，如果皮肤病是局部的，你可以用外用的药，但如果全身上下都是呢？你不可能从头到脚都涂药吧，它一定是由内而发的。从中医角度来看，"有诸外必有其内"，这就是由内而发出来的病，内脏的一些问题表现在皮肤上，皮肤的问题往往体现的是内脏功能的失调，这就是中医对皮肤病的认识最伟大的地方。他不会只看到皮肤病的局部来治这个病，而是看到人体的五脏六腑的气机、虚实、阴阳等的情况。

防风通圣丸治疗皮肤病，既可以疏散外寒，又清了内热，是沟通整个人体与外界之间气机的一个桥梁。皮肤是什么？皮肤是人体内部和外界环境之间进行交流的一道屏障，也就是人体内外沟通的一个桥梁。防风通圣丸的作用其实就是疏了外也清了内，打通了内外之间气机的交流和沟通，于是皮肤病自然就得到了一定的治疗和缓解，大家对这个理论能理解吗？所以，防风通圣丸能不能治皮肤病？完全可以。能不能治感冒？只要符合症状也是完全可以的。

当你学医并明了理之后，你就会明白中成药它的作用到底是什么，你就会明白它究竟应该朝着哪个方向走，它完全可以做到异病同治。中医讲异病同治，以及同病异治，什么意思？异病同治就是说不同的疾病，不管你是感冒了，咳嗽了，还是内科胃疼了，妇科月经不调了……虽然是不同的疾病，只要你的病机是完全相同的，那么你都可以选择同一款药，这叫异病同治。相反的同病异治是什么意思？同样是一个疾病，但每一个人发病的病情不一样，治疗的方法就不同。比如咱俩同样都患有胃疼，但你的胃疼是实证，我的胃疼是虚证，那么咱们的治疗方法就不一样，这叫同病异治。

关于感冒，讲解到此全部结束，我们进行下回顾。我们大致把感冒分了三种情况，第一种情况是风寒阶段，第二种情况是风热阶段，第三种情况是外寒内热阶段。对于这三大情况，我们分别推荐了不同的中成药或代茶饮的方子，讲了一些不同道理，大家一定要记得，一定要去明理，明理，明理！当你学医明了理之后，才会明白这个药为什么这么用。其实你会发现，当我们学完小药箱的课程，明了理之后，在生活中具体运用的时候，并不仅仅局限于我所推荐的药，也许你身边的某一款药，只要是病机完全相符，就是完全可以用的。

《祁老师答疑区》

问题 1：紫苏叶包烤肉是什么道理？

祁老师：咱们详细解读紫苏叶的时候说了紫苏叶有三个功效：第一个功效是散寒解表；第二个功效是理气宽中；第三个功效是解鱼蟹之毒。紫苏叶包烤肉的目的很明确，就是让你越吃越好吃，或者说是调味的，让你吃了之后不会太腻。咱们再举个例子，很多人在煮肉的时候放山楂，有什么作用呢？放山楂的作用至少有两个：第一个作用是会让肉煮得比较烂一些；第二是消油腻。

问题 2：代茶饮如何煮？水开就可以吗？

祁老师：各位听好了，防风你需要煮一会儿的，那么煮多长时间呢，我建议大家一般情况下煮十分钟左右就可以了，因为这是治上焦的热，治上焦病煮的时间不能太长，然后你把苏叶和栀子后下就可以了。喝的时候可以把这将近 1000 毫升的水直接放在保温杯里连喝一天，这是外寒内热的代茶饮方子。

问题 3：大腿上长了一个毒疮，可不可以用防风通圣丸？

祁老师：长了一个毒疮，首先要考虑到它本身往往是一股热毒，要看到在清热解毒的过程中，是否需要你去疏散这个外寒，是否需要你去解表，如果需要，就完全可以用。所以古人对防风通圣丸还有一句话"有病没病，防风通圣"，说明了防风通圣丸治疗疾病的广谱性，它对很多疾病都是有效的。

问题 4：发烧的时候不是一直烧，是一会儿烧一会儿不烧，怎么用药？

祁老师：这种烧，是一个寒热往来，甚至是一会儿觉得怕冷，一会儿觉得怕热，这种情况怎么办？这种情况我推荐给大家最有效的方法，就是吃一款中成药——【小柴胡颗粒】，对于一些所谓的寒热往来，一会儿烧上来了一会儿退下去了，最简洁明了的方法就是服用小柴胡颗粒。

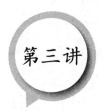

第三讲

"家庭小药箱"

之

咳嗽

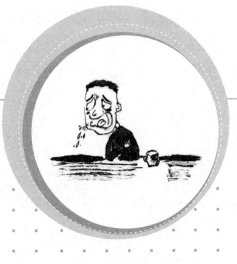

我们都咳嗽过，咳嗽了该怎么办呢？我们在买药时，依然遵循感冒时的方法，先区分咳嗽是风寒还是风热？我想很多人就会蒙了，不知道怎么选了。同样的道理，我的结论很明确，当你完全死板地区分风寒感冒、风热感冒，来推算咳嗽是风寒还是风热的时候，也是不靠谱的。那究竟该怎么办呢？我的方法很简单，教给大家在完全不懂医的情况下，去判断自己的咳嗽是什么情况。

大致上，我们可以把咳嗽分为两大类，根据干咳还是有痰咳来分类，第一大类是干咳，干咳无痰。第二大类，咳嗽是有痰的。咳嗽有没有痰音，你是一耳了然的，听一下就听出来了。接下来，对于成人来说，有痰的咳嗽，根据痰的颜色再分两类：咳嗽吐痰颜色偏白，咳嗽吐痰颜色偏黄。这样一来，我们可以把咳嗽简单地分为三大类：第一大类是干咳无痰，第二大类是咳痰色白，第三大类是咳痰色黄。接下来我们一一具体进行讲解。关于白天咳和晚上咳的问题，我们一会儿再做分解，讲阴阳的时候会讲到。

❀ 咳嗽之干咳无痰 ❀

首先咱们看一下干咳无痰。既然是干咳，我们就必须要去养阴，一定要养阴，因为他干，我们要给水。除了给水，我们还需要止咳。大家要明确一下，咳嗽的机理是什么？首先要讲到肺，中医说肺有两个基本功能，第一个功能是主宣发，第二个功能是主肃降，我们叫作"肺主宣发肃降"。一个是宣发，往外发散的，一个是往下，往下肃降的，他们之间是一个动态的平衡，以维持肺部正常的生理功能。

如果一个人的肺肃降不够，那么宣发就会相对太过，就会导致咳嗽。咳嗽是不是往外咳？往外咳就是想让它宣发，对不对？也就是说，如果一个人肃降不够，他就会宣发过强而发生咳嗽，所以止咳的基本机理是要增强肺部的肃降功能，你要去降肺，你要让肺的肃降和宣发产生一个新的平衡，我这么解释大家能听得懂吗？总之，对干咳无痰我们第一要去养阴，第二要去降肺，我们采用的方法是什么呢？

干咳无痰推荐1：白萝卜梨水

梨、白萝卜等份，煮水饮用。

推荐给大家的第一个方法，依然是从厨房中找材料，不花一分钱，祁大夫推荐的第一个方法——【白萝卜梨水】。

梨和白萝卜等份，煮水饮用。梨的特性是什么？梨是多汁的，能解渴，看来梨的作用非常明确，是养阴的。所以，干咳的话，我们可以选择用梨去养阴，至于梨的品种，我认为任何品种都可以，因为我们用到的不是梨皮，主要是梨的果肉，不管是什么样的梨，果肉都是白色的，况且都是多汁液的。

至于白萝卜，一身上下有很多地方我们都可以来入药，比如萝卜籽是萝卜的种子，在中药中叫莱菔子，莱菔子也是一味药，莱菔子降气的功效要比白萝卜更强。大家吃白萝卜的时候都会有一个感受，是不是觉得吃完白萝卜之后，排气会相对比较通畅一些，对不对？白萝卜的功效是顺气，它的药性是往下走的。

干咳无痰，我们用梨的作用干什么？来养阴，来润这个燥。我们要止咳，止咳怎么办？用降气的药，所以用到白萝卜，我这么解释你们听得懂吗？我用梨和白萝卜，它的功效一是为了养阴、润燥；二是为了顺气，是为了往下增强肺部的肃降功能。当你明了理之后，我问大家，如果你们家没有梨也没有白萝卜，你告诉我怎么办？对！银耳、百合、麦冬等是不是都可以呀？因为银耳、百合、麦冬都是归肺，况且能起到润肺、润燥的作用，还有人说到甘蔗，也是可以的。用山药可以替代吗？不可以。为什么？因为山药是偏补的，并没有润的作用，山药是平补三焦的，平补上焦、中焦、下焦，况且山药还有一定止泻的作用。

那如果说没有白萝卜怎么办？用杏仁也是可以的，因为杏仁本身就是一个能够肃降的药，就是往下降的。但我并不建议你一上来就用杏仁，因为杏仁有小毒，咱们用白萝卜多安全，况且又不费钱。还有人说用阿胶，我非常不赞同，为什么呢？阿胶我不会讲，因为阿胶太贵。阿胶好不好呢？阿胶有时候是可以运用的，但我给大家讲过，本套课程是家庭小药箱的课程，所有的治疗方法不能超过三十块钱，如果超过三十块钱，则是你们祁老师讲课严重的失败，我一定要想办法用最便宜的药达到最佳的效果。所以说，阿胶能用吗？可以用，但阿胶太贵，我不用。

有人问秋梨膏行吗？当你用秋梨膏的时候，你怎么知道你买回去的秋梨膏，它含梨的成分是多少？当你去买一个成品的时候，你不如自己去做，这样价格又便宜。所以当你自己亲力亲为去买一个梨，再用一块萝卜去煮这个汤，煮出来之后放在杯子里去喝的时候，你会发现，你是为自己在努力，你在自己照顾自己的身体，或者自己去照顾自己的家人，这种感觉是不一样的。

我看还有人说用五味子，这里我不会用五味子的。为什么？因为五味子它收敛性太强，咳嗽的最初期我们一般情况下不要收敛，像乌梅、五味子这些收涩的药我们一般不要用。为什么？后面的课程我们会讲到一个"闭门留寇"的概念，我们在这儿先留下一个疑问，权且叫作"五味子的疑问"，随后讲到便秘的时候，我们会再次提到五味子，会讲到"闭门留寇"这么一个概念。

干咳无痰推荐 2：养阴清肺口服液

养阴清肺口服液。一次 10 ~ 20 毫升，一日 2 次。

功效：养阴润肺、清热利咽。

用于咽喉干燥疼痛，干咳、少痰或无痰。

当你明了理之后则"草木皆为药"，生活当中可以找到很多替代的东西，刚才这是在厨房当中找材料。有人说了，我家还是没有厨房怎么办？能不能提供或者推荐一个很好的中成药呢？下面我推荐的一个中成药——【养阴清肺口服液】。

当你看到这个名字的时候，就会知道这个药的作用了，它的作用非常明确，就是养阴清肺。它的功效写的是：养阴润肺、清热利咽。至于下面写的"用于咽喉干燥疼痛、干咳少痰或无痰"就不要再看了，只要明白"养阴润肺、清热利咽"就可以了。养阴清肺口服液，我的推荐用量是一次 10 ~ 20 毫升，也就是说一次 1 ~ 2 支，一日 2 次。

有人问陈皮加梨子可以治疗干咳吗？也许有效，但效果一定没有用梨子和白萝卜效果好。为什么？因为陈皮性温，况且陈皮的作用是燥湿化痰的，它更加适用于有痰之咳嗽，一会儿咱们会讲到陈皮的。

❀ 咳嗽之咳痰色黄 ❀

咱们再来看一下咳痰色黄的情况。一般情况下，黄色是主热的。当咳痰色黄的时候，基本上说明肺是有热的，这个时候你不仅要去止咳，还要化痰，况且要想到这个痰还是一个热痰。那么究竟我们该如何应对呢？

咳痰色黄推荐1：桔梗10克，甘草8克，芦根10克，代茶饮

桔梗	甘草	芦根
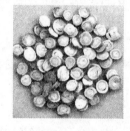		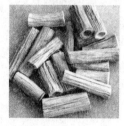
宣肺祛痰、利咽排脓	清热解毒、润肺止咳	清热除烦、利尿止呕

首先我推荐给大家第一个代茶饮——【桔梗10克，甘草8克，芦根10克，代茶饮】。

在南方的一些地区，经常到春夏之际的时候，家里面都会煮一些甘草和桔梗，很多南方地区把它取名叫作甘桔汤，用来预防咳嗽感冒是很好的。

首先来分析一下桔梗，大家看到这个桔梗都已经切成了片，它的作用是宣肺祛痰、利咽排脓。我们说治疗咳嗽应该要恢复肺的宣发肃降的平衡状态，那么用桔梗来宣肺，就是努力去平衡肺的功能，况且桔梗又祛了痰，然后再利咽排脓。很多人咳嗽的时候嗓子都会不舒服，桔梗还有利咽的作用。排脓的这个"脓"应该怎么理解呢？当你咳嗽时间太长的时候，这个痰都不是一个简单的痰了，像是一种脓痰，有一种腥腥的味道，有化脓的感觉，而刚好桔梗并不仅仅有祛痰的作用，它还有排脓的作用。

甘草，在此我们用到的是生甘草，生甘草的作用是清热解毒、润肺止咳，它润肺的同时还止咳，而这个止咳更强调的是肺的肃降功能。于是有了桔梗的宣发，有了甘草的肃降，就重新恢复了肺的宣发和肃降的平衡状态，同时

又可以祛痰或者排脓。这两味药的配伍其实已经是不错的了，但为什么还要再加上芦根呢？

芦根不知道大家见过没有，芦根就是芦苇的根。芦根是长在水里的，既然长在水里，那么芦根的药性就是偏寒凉的，所以说它就具有清热的作用，甚至也有凉血、止血的作用。同时，中医有一种取象比类的说法，它长在水中一般都有利尿或利水的作用，总之芦根的功效就是清热除烦、利尿止呕。它长在水下具有清热的作用，药性也是往下走的，是利尿的，可以让热邪从小便而走。那为什么会止呕？呕是什么，呕是不是往上返呀，而芦根的药性是往下降的，所以如果有一天你自己呕的时候就应该去找一些性质能往下沉的药。

我们将桔梗、甘草、芦根的作用配在一起，药性往下走，又具有清热作用，又可以化痰。另外芦根还有一个非常明确的特点，芦根中间是空空的，就有"通"的作用。在中药当中，一般情况下凡是具有中空特质的药材，都具有通的性质，比如说通草、荷梗、莲藕、葱等。为什么我们讲葱它具有发散作用？你看吃了生姜之后温了胃，一股温热之性到达了中焦，然后以中焦为起点，让具有的辛温走窜性质的葱把它通向全身各处。

所以说当我们讲了这些道理之后，大家会发现其实中医就来自于生活，是我们生活当中的点点滴滴，只要我们拥有一双善于发现美的眼睛，我们就能够发现中医之美。我们上观天、下观地、中观人，我们发现很多中医的道理尽在我们的生活之中。

当我们将桔梗、甘草、芦根这三味药放在一起的时候，我们既止了咳、化了痰，又清了热。这三味药又不苦寒，不像黄连、黄芩和连翘那样的苦寒，这是一个非常安全的方子。通过这个方子你会发现，桔梗、甘草、芦根都是根茎，这就要煮一下了，建议是放在一起煮，开锅之后煮10~15分钟。

咳痰色黄推荐2：川贝枇杷糖浆

川贝枇杷糖浆。一次10~20毫升，一日2次。

功效：清热宣肺，化痰止咳。

用于风热犯肺、痰热内阻所致的咳嗽痰黄或咯痰不爽、咽喉肿痛、胸闷胀痛。

再推荐给大家第二个方法，推荐一个中成药——【川贝枇杷糖浆】，建议一次 10～20 毫升，自己酌情掌握用量。它具有清热宣肺、化痰止咳的作用，它既化了痰，又清了热，还宣了肺。宣肺和止咳，一上一下，恢复了肺的功能，对咳痰色黄的情况效果会非常的好。

这款中成药，目前在北京的价格好像是不到十块钱，所以说我一直怀疑这个药用的不是川贝。有同学问现在都流行的川贝蒸梨用于干咳好不好？完全可以，效果也是不错的。但我为什么不讲呢？因为川贝目前的价位太高了。川贝目前在北京的价格 1 克是 7～10 块钱，如果要用到 10 克川贝的话，仅川贝就要将近 100 块钱，一个梨假设 1 块钱，那就 101 块钱，加上用的水、电及精力和时间，你会发现这个代茶饮就显得太贵了，还不如去看大夫。

所以我一直怀疑川贝枇杷糖浆当中含的不是川贝，有可能是浙贝。贝母分成两种，一种是川贝母，一种是浙贝母，浙贝母的价格比川贝母就便宜得多。有同学问蜜炼川贝枇杷膏可以吗？也是可以的，但这个药的药效要比川贝枇杷糖浆猛烈很多，很多时候我一般不建议用那么猛的药，除非是咳得非常严重。我们讲的家庭小药箱课程不是针对每一个人的个性，我们要针对大众的普遍性，所以我所讲的任何东西首先要保证安全，也就是说大家学会之后给自己用、给家人用或给朋友用的时候，哪怕你辨证错了，你给别人用错了也不至于出事。结果即使没用，也不会有不好的结果，至少要保证其安全。家庭小药箱的课程必须以安全作为最基本的底线。

❀ 咳嗽之咳痰色白 ❀

我们继续看咳痰色白的情况。痰色偏白提示体内偏寒或者偏湿，主寒湿。在偏寒湿的时候，第一还是要止咳，第二必须要化痰。怎么化痰呢？不是清热化痰，而是要燥湿化痰。

咳痰色白推荐1：橘红10克，竹茹8克，款冬花10克，代茶饮

| 橘红 | 竹茹 | 款冬花 |

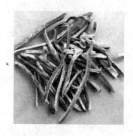 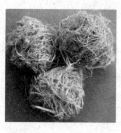 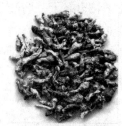

散寒燥湿、利气消痰　　　　清热化痰、除烦止呕　　　　润肺下气、化痰止嗽

我给大家推荐的这么一款代茶饮的方子——【橘红10克，竹茹8克，款冬花10克，代茶饮】。

首先来讲橘红，当你看到橘红的时候你会觉得这和陈皮很像，但关键的问题在于橘红和陈皮到底有什么区别？所谓的陈皮，就是橘皮放了很长的时间，陈就是陈久的意思，放了很长时间之后叫陈皮。中药当中有一个非常著名的方子叫"二陈汤"，主要成分是陈皮和半夏。为什么叫"二陈汤"呢？就是因为说两个药放的时间越陈久疗效会越好，所以叫"二陈汤"。

橘红是什么呢？我们从外到内来想一想橘子皮，橘子皮最外层是红色的，然后往里是皮肉，再往里是有很多丝丝络络的东西，叫作橘络。也就是说，整个橘子皮，从最外层往里层来分的话，至少可以看到三层东西：最外层的红色表皮，还有一个白色的皮肉，然后再往里是橘络。橘红就是把最里层的橘络刮掉，甚至还把皮肉再刮掉一部分，所以橘红是更偏向于红色表皮的那个部分。

陈皮和橘红的区别是什么？《本草纲目》有一句话是这样来解释的，"陈皮，和中理胃则留白"，就是说要想和中理胃，就要留下里面白色的部分。"下气消痰则去白"，如果是要偏向于下气消痰的话，就要去除白色部分。留白的就是陈皮，它偏向于和中理胃；去白的就成了橘红，偏向于下气消痰。对于橘红来说，它更偏向于下气消痰，功效是散寒燥湿、利气消痰。另外，橘红的性是偏温的。

竹茹，是由竹子新鲜的茎秆，除去外皮，将梢带绿色的中间层刮成丝条，

阴干而成，竹茹就是竹子的筋骨。竹这个东西在我的眼中，可谓一身全是宝啊，竹子身上的每一个部位都是有作用的。当竹子还没出土的时候，我们可以去掏竹笋，既可以当食物吃，也可以拿来入药。当它逐渐地往上长，你发现竹子长出来了一些叶子——竹叶，可以入药，竹叶入心经，可以清心泻火、利尿通淋。当我们把竹子给砍下来，把竹子在火上烤一烤，顺着竹筒就流下来很多的液体，这个东西叫竹沥，是一款非常常见中成药——复方鲜竹沥口服液的原料。鲜竹沥药性比较寒凉，所以我在本小药箱课程中不做推荐，因为有一些人喝鲜竹沥口服液可能会肠胃受不了。

我们都知道，在文人的笔下，有"梅、兰、竹、菊"四君子。竹，是一种风骨。是一种什么样的风骨呢？是一种"未出土时先有节，到凌云处亦无心"的风骨。我们会发现竹子就象征着人的品质，代表着一个人的气质和风骨，所以说很多的文人雅士是非常非常喜欢竹的。说到这点之后，你会发现，中药又岂止是中药，它也是生活嘛！

我们再讲一个药叫款冬花，款冬花也非常漂亮，它的作用是"润肺下气、化痰止咳"，它可以润肺，可以下气。

我们在治疗咳痰色白的过程当中，为什么要配伍这三样药呢？第一我们要去止咳，第二要去化痰，而这个化痰要燥湿化痰，橘红是燥湿化痰的，款冬花，也是可以燥湿化痰的。两个药性都偏温了一些，性稍偏温，就是为了化寒湿之痰。但为什么我在运用橘红和款冬花的时候偏偏配上了8克的竹茹呢？竹茹的作用清热化痰，似乎显得不着调，因为咱们刚才讲了，当痰色偏黄的时候我们需要清热用上竹茹才对呀，这究竟是为什么呢？因为有两款温药的分量各是10克，一共是20克，我用8克的竹茹一是为了防止入里化热，二是为了防止寒湿化热，所以我是用竹茹来平衡调和一下。

调和一下，这个道理应该怎么理解？其实中医在治病的过程当中永远是想办法去调和，不是一刀切。俗话说人不能走极端，总要想办法去左右逢源。举一个简单的例子，如果你做一个管理者，当你的下属做得非常不好时，你想要把他叫过来单独谈话，想去单独责备他，你该怎么办？我坚信具有领导艺术的人，一定不会直接劈头盖脸一顿臭骂，而是先去夸他，把他说得心里非常开心后，然后话锋一转再来个But，凡是But都是一个很美好的转折，这个转折之后才是真正的重点，你会发现这样的方式他会更容易接受。

咱们再举一个例子，当你想去出拳打人时，应该怎么出拳呢，一定是先缩回去再出拳。你的拳头本身是要往前走的，但是你一定要先收回去再出拳。为什么？这叫欲进先退。再举例，我们都曾经参加过的体育项目起跑跳，起跑跳这种形式的跳远永远要比立定跳远要跳得更远。为什么？因为立定跳远是原点起跳，而对于跳沙坑来说，是一个欲进先退的道理。生活中的中医道理也在于此，欲阴先阳，欲阳先阴，阴中求阳，阳中求阴，这也就是所谓的太极。在我的脑海当中，中医中最美的图画就是太极图，随后我们还会有一节课来讲太极和中医之美。

咳痰色白推荐2：复方甘草口服液或橘红痰咳煎膏

复方甘草口服液或橘红痰咳煎膏。一次10~20毫升，一日2次。

功效：理气祛痰，润肺止咳。

用于感冒，咽喉炎引起的痰多咳嗽，气喘。

如果你不想用代茶饮，想用中成药的话，在此我推荐的是——【复方甘草口服液】或【橘红痰咳煎膏】，这两种药任选一种或是合并来用都是可以的。这两个药的功效基本上完全相同，都是理气祛痰、润肺止咳。这两种药的药性都偏温。如果当地买不到橘红痰咳煎膏，对于咳痰色白的情况可以买橘红类的药，也就是含有橘红字样的中成药，比如同仁堂的【橘红丸】也没有问题。

趣谈中药的"品格"

刚才说到了竹子，我们不妨再引申出另外一样东西，就是莲。大家应该都学过一篇文章《爱莲说》，都知道"出淤泥而不染，濯清涟而不妖"。在中医人的眼中莲也可谓是一身上下全是宝。想一下，在又黑又臭的淤泥中，出现了莲，莲藕从出土开始就白白的、净净的，况且中间是中空的。中空的，我们刚才讲了，凡是中空的，都具有通的性质。

再往上走，从莲藕上面一直和水交界，出现了荷梗，荷梗在中医当中本身就是一味药，荷梗也具有通的作用。从荷梗再往上走，是荷叶，荷叶清心泻火、利尿通淋。还有莲蓬，莲蓬中间开了莲花，中间还有莲子。莲子的作用是健脾养胃。中间的莲子心味苦，入心经，起到了清心泻火的作用。所以莲一身上下同样是宝，在文人的笔下，莲也是风骨的象征。所以，当你这样理解这些存在在你身边的一花一草的时候，是否会发现，我们生在天地之间，一花一草也有情！很多时候，我们总是说"人活一世，草木一秋"，身边的一花一草，你把它看成是有生命的话，还愿意去随意折下一朵花，还愿意随意去折下一个小小的嫩芽吗？也许你就不会愿意这么做了，因为你觉得，一花一草也是有情之物啊！

当你有着这样一种情怀去理解生长在大自然当中的万事万物、一花一草的时候，就会发现，原来自然界是如此的多情，那是因为，你本多情了。当你多情地看待整个大自然的时候，会发现，整个世界也许变得更加美好。所以学中医，我们并不仅仅在治病，更加是为了陶冶我们的情怀。好了，这是给各位分享的关于竹茹和莲的故事。

到此为止，关于咳嗽的讲解全部结束。

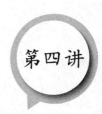

第四讲

"家庭小药箱"
之
上火了

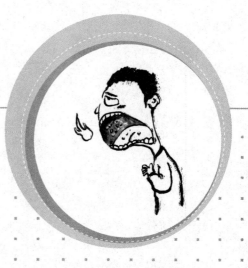

接下来要讲的是生活中经常会遇到的上火。上火是很多人一定会遇到的，不管是在春夏秋冬的哪个季节。有人说冬天不至于那么容易上火吧？其实当今社会，冬天很多人经常在家里面，甚至很多人已经穿短袖了。我的病人中有些来自银行，让我越来越觉得银行的工作不太好，夏天必须穿毛衣，因为办公室的空调太冷；冬天要穿短袖，春夏完全颠倒，怎么能不生病。

疏散风热推荐方：金银花 10 克，桑叶 10 克，菊花 10 克，代茶饮

金银花

桑叶

菊花

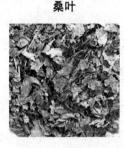

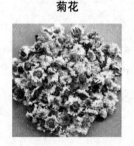

| 疏散风热、清热解毒 | 疏散风热、清肺润燥 | 疏散风热、清肝明目 |

我不再过多解释上火的机理是什么，直奔主题，告诉各位上火了究竟该怎么办？我推荐给大家一种通用的方子，不管春夏秋冬四个季节，只要觉得自己上火了，就可以拿来运用——【金银花 10 克，桑叶 10 克，菊花 10 克，代茶饮】。

金银花又叫双花，金银花目前在中药当中有两个部分可以入药：一个是花，"金银花"，一个是藤，"金银藤"。金银藤也叫忍冬藤，因为冬天的时候它的藤依然还是青的不会凋零，所以称为忍冬藤。就和冬青树一样，在冬天依然会青，所以金银花也有人叫作忍冬花。金银花的作用是疏散风热、清热解毒。

再看桑叶，桑叶的作用是疏散风热、清肺润燥。霜降之后的桑叶最好，因为霜降之后天气变寒，增加了桑叶的一些寒凉之性，使它能更好地疏散风热。而且霜降之后的桑叶都落下来了，在树下就可以捡得着，在地上扫一扫就可以了，不必要再爬到树上去摘。桑树一身上下都是宝：桑叶入药，也用于养蚕；桑树的皮叫桑白皮，也可以入药；我们吃的桑椹也是药。

菊花的作用是疏散风热、清肝明目。菊花一般分为白菊和黄菊，我们通常说的杭菊就属于白菊，黄菊就是黄菊花。我们一般会认为黄菊花偏于入肺，偏于疏散风热，而白菊花偏于清肝明目。但是它们俩的功效差得并不太多，不管是哪种菊花你都可以用。野菊不可以选，野菊的花朵非常的小，功效是清热解毒，不是疏散风热。而且野菊花特别苦，根本喝不了，是非常苦寒的。咱们去找药，第一口味得好，第二药效不能太猛烈。因为要注意用药安全，我给你们推荐的药都是既可以疏散风热又不特别寒凉的药。

所以说，一年四季你觉得上火的时候，都可以把这三味药配在你的身边，或者在办公室里泡上一些就可以了。这几味药都是能泡开的东西，直接开水一泡，连续喝几天就可以了。但是疏散风热的方子是稍寒凉一些的，所以脾胃素虚的人不要长期喝、大量喝。这是关于疏散风热的一个方子，上火不分哪种上火，统统都可以拿来运用。

❧ **咽喉肿痛推荐方：桔梗10克，玄参10克，青果1~2个，代茶饮** ❧

桔梗	玄参	青果
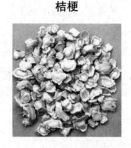	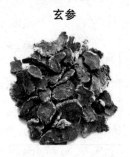	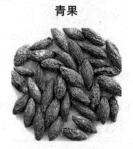
宣肺祛痰、利咽排脓	清热凉血、泻火解毒	清热利咽、生津解毒

我们曾经讲过，咽喉疼痛有可能是因"寒"而起的，但今天我们讲的是上火引起偏热的咽喉肿痛。推荐给各位代茶饮用的这个方子——【桔梗10克，玄参10克，青果1~2个，代茶饮】。

桔梗宣肺祛痰、利咽排脓。玄参清热凉血、泻火解毒。玄参又叫元参，现在给大家留一个小小的作业，请思考玄参为什么又叫元参？这里有一个典故，是一个非常有意思的故事，稍后我会揭秘。玄参是什么颜色？是黑色。黑色是入哪儿？我们曾经讲过五色，黑色入肾。其实我们发现从经络角度来考虑，肾经是过咽喉的。另外，玄参不仅可以清热还可以凉血。

第三味药是青果。青果我们大家应该都吃过，有一款中成药叫"藏青果颗粒",不仅可以清热利咽,还能生津解毒。

把这三味药放在一起,用于上火引起的急性咽喉肿痛,喝下去之后效果基本是立竿见影的。但是这个药是不能长期大量喝的,因为这个药性质要寒凉一些。但是急性上火咽喉肿痛的时候,我们又必须要这样喝。这个方子煮多长时间呢?桔梗、玄参、青果都是根茎类的,要煮15分钟左右。

慢性咽炎推荐方:木蝴蝶4~5片,石斛8克,胖大海1~2个,代茶饮

	木蝴蝶	石斛	胖大海

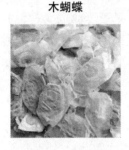 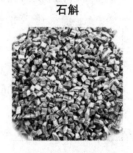 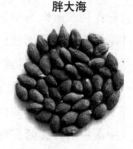

清肺热、利咽喉　　　　滋阴清热、益肾壮骨　　　　清热润肺、利咽解毒

慢性咽喉炎简称慢性咽炎,很多人都会有,特别是老师这个职业。慢性咽炎的问题,是我在新东方讲课的时候,最大的一个体会。不知道大家有没有上过新东方的课,新东方上课比较辛苦,基本上一天是要连上10个小时的,这是指干讲10个小时。上完课会很累,回去就不想说话了,而且嗓子也会非常不舒服,甚至也说不了话了。大家都知道话说多了会伤气,但是我们的课程排得这么紧,又必须得上,没有办法。于是新东方每一期在上课前都会给老师发很多药,都是一些润喉利咽的药,很多老师上课前就吃,下课还继续吃,但很多时候发现,吃了药依然是不管用的。

我曾经也是反复的咽炎,原因就是用嗓过度,但又不得不这么用。后来我发现是我不会用嗓子,于是就开始学了一年的播音主持,去练习发声。即便是这样子,还是不行。后来我就去尝试各种不同的药,怎样让自己的嗓音又好听,又让自己受到保护。经过我个人的反复试验,我发现了一个有用的方子,百分之百属于个人原创,后来我也分享给了新东方的很多老师,这个方子是——【木蝴蝶4~5片,石斛8克,胖大海1~2个,代茶饮】。

木蝴蝶名字很好听,样子真的很像蝴蝶,非常漂亮。木蝴蝶很轻,轻了,

药性才能上扬，可清肺热、利咽喉。石斛有不同的品种，只要买最便宜的就可以了，可滋阴清热、益肾壮骨。胖大海清热润肺、利咽解毒。

用木蝴蝶、胖大海清肺热，用石斛是因为它滋阴还益肾壮骨。因为说话多了会伤气，气带走的是津液，中医称之为耗气伤津，所以要用石斛来养阴。比如我讲了一天的课虚了，可以用石斛来补一补，益肾壮骨。其实石斛这味药在这个方子中的配伍很关键，因为常规的治疗咽炎的方子大多要么是清热解毒，要么是滋阴降火，但却忽视了说话多了会耗气的问题。在用药的时候是非常有必要去稍稍补益一下的，而石斛就恰恰具备了既能滋阴清热，又能补益的作用。所以石斛现在也炒的比较火爆，价格也是越来越高了，但我建议大家只要去买最便宜的那种就可以了。罗汉果也可以的，至于藏青果性会稍寒一些，其实最佳拍档我还是建议用胖大海，这是经过我个人反复地尝试过的，在这里奉献给大家。和我有相同职业的同学，完全可以拿来试一试，欢迎大家跟我反馈你的使用效果。

中医中药都会带有时代的烙印

最后，咱们揭秘一味药，就是黑色的"玄参"。当时，我给大家留了一个问题：玄参为什么会改名为元参呢？在《本草纲目》中，这个药名为玄参，直到康熙年间，为避皇帝玄烨的名讳，将天下所有的带"玄"字的东西都改成了"元"字。中药也是如此，比如"玄参"改名"元参"。还有一个止痛非常好的药，归肝经的"玄胡"也改名为"元胡"。在中国传统的伦理下，历代帝王自古以来都是天下唯我独尊，因为自己名字中的"玄"字，别人就不能再用同一个字。这就是"玄参"改名"元参"的原因。

我们所学的中医也同样带有很浓厚的时代烙印。当你们去阅读历史中不同朝代的中医典籍，从书中描绘的病因以及方子和用药的情况，我们就可以看出当时社会的大背景。举个例子，《伤寒论》是东汉名医张仲景所著，从这本书的自序当中可见，作者因家族中很多人患了伤寒，死伤无数，因此才会激发斗志，去治病救人。你还会发现，在不同的朝代，用药思路是不一样的，如果以纵向的角度去回看几十年前的方子，你就会发现，方子治的不仅是人的病，也治的是一个时代的病。

现在，很多人都活得比较焦躁，每个人工作压力都非常大，生活的节奏也非常快，因此我们的消耗会太过，入不敷出。这也导致了现代人常出现"上热下寒"的症状。这种症状原是上岁数的人的症状，现在已经有比较明显的年轻化趋向。咱们举个简单的例子，冬天的时候很多人明显感觉到双脚非常的冷，甚至很多女性，不仅是脚凉，连手也是凉的。除了"上热下寒"之外，有的还出现"下凉上燥"，总想发火吵架，在单位有时候你不好意思跟老板吵，回家之后就跟老公吵，也很痛苦。另外，还有更严重的情况是中焦瘀堵不通，原因是现在的人少动多吃又久坐久站，早上没有时间吃饭，导致中午吃得比较多，等到晚上觉得终于有时间好好吃饭，就尽情地吃，吃完之后又睡觉，导致很多人肚子越来越大，湿气越来越重。

作为大夫，我经常会去研读不同朝代的名方，但是在研读的过程中却发现，那些方子我们不可以完完全全地照搬过来。因为时代变了，人的生活方式、生活习惯以及心态都和过去那个药方产生的年代不同。因此，用药必须要根据生活在当今社会中的人的情况，根据特定的时间、地点来进行有效的调配才对。

好了各位，关于"上火了"我们今天就讲解到这儿。

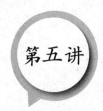

第五讲

"家庭小药箱"
之
被"桑拿"了

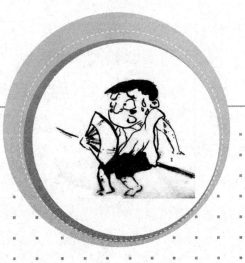

我相信很多中国人会在夏天有一种"被桑拿"的感觉，感觉很热，又感觉很湿，湿和热交杂在一起是一种很黏腻的感觉，可并非全世界的夏天都是这样。我在伊朗的首都德黑兰过夏天时，气候跟北京完全不一样。有两点让我很吃惊：第一，德黑兰的夏天连续几个月一滴雨都没有，花园需要每天浇很多水才行；第二，他们的夏天完全没有"桑拿天"的感觉，是干热。我当时就总结，德黑兰的夏天是被"烧"的感觉，和新疆的天气很像，属于沙漠气候，而北京的夏天是被"蒸"的感觉。虽然两者都让人痛苦，但是感觉不一样，一个是干热，一个是湿热。所以我在德黑兰很怀念北京，至少北京下完雨能舒服点，可是回到北京之后又怀念德黑兰干热的感觉，至少不湿，身上不会感觉很黏。总之，烤和蒸的感觉都不好受。

❀湿邪是怎么回事❀

"被桑拿"的机理，就是湿和热两种邪气交织在一起。外邪包括"风、寒、暑、湿、燥、火"，而湿和热又是非常容易交织在一起的。湿热本身是在整个中医治病过程中非常难治的一类疾病。

首先我们分析一下，如果说夏天经常下雨或者在南方的梅雨季节里，这个时候的湿气很大，人首先感受到的就是湿邪。湿邪的特点总结起来就是：湿性黏腻、湿性重浊、湿性趋下。湿性黏腻，就是感受到非常黏，就是潮。湿性重浊，就相当于"沉"，人会感觉到走不动，感觉懒和身上很沉。湿性趋下，容易生湿的人会出现身体下部的疾患。男生可能会出现阴囊潮湿，女生会出现一些妇科炎症，如白带增多、阴道发痒等。再形象一点儿请大家来体会的话，湿是什么感觉？就像是你穿衣服掉进水里，像落汤鸡一样从水里出来的那种感觉，衣服全湿了，在身上贴着黏黏糊糊的，而且被湿衣服拖着，因此你的身体会觉得重，另外，衣服上的水还会一直往下流。这就是湿带给人的整体的感觉。

在感受湿邪的初期，只是一个简单的湿。但是，时间长了之后，湿是可以化热的，这叫"湿郁化热"。湿邪为什么会化热呢？举个例子，当你白天把湿的毛巾团在一起扔在盆里，晚上回家后，会发现毛巾中间是热的，这就是生活中典型的例子，是"湿"郁结在一起化成了"热"。再举个例子，当小麦等农作物收获的时候，都会将它晒干后储存。如果晒得不够干就存起来的话，过不上几天，如果把手伸进去，就会发现里边是发热的。生活当中处处都有中医，生活即中医，中医就是生活。

当你明白了这个道理就会发现，在桑拿天，其实一共有两个阶段，开始你单纯感受到的是湿邪，如果你没有及时处理的话，随后这个湿郁就会化热。那么，我们应当如何应对呢？

暑湿初期推荐方：解表化湿的藿香正气水

藿香正气水。一次10毫升，一日2次。

功效：解表化湿，理气和中。

用于外感风寒、内伤湿滞或夏伤暑湿。

暑湿的初期，也就是当我们仅仅感受到是湿邪的时候，我推荐一个最简单有效的中成药——【藿香正气水】。

藿香正气水的知名度非常高，它的作用是解表化湿，理气和中。一盒10支，价格不到10元，服用时一次10毫升，一日2次。

我们再来发散思考一下，在感受湿邪的初期，湿邪该怎么去？第一个方法，用风吹。如果家里哪个地方比较潮湿，我们会打开窗户用风把湿气吹走，中医也有个名词叫"风能胜湿"，大家不妨记下来。第二个方法是通过发散的方法。当体内有湿时，要让它发散出去。第三种方法是"下"的方法，让湿排走，以通过大小便排走为主。

再来看一下，湿的来源有哪些呢？一是外湿。在桑拿天气的时候，就会感受到大自然带来的外湿。二是内湿。它是由体内哪些因素导致的呢？答案是脾胃功能。我们知道中焦脾胃是主运化水湿的，如果脾虚运化水湿不足，就会导致体内水湿停滞而产生湿。这就是外湿加内湿的过程，不管是内湿还是外湿，藿香正气水都能克服。它可以把湿邪发散走，还可以理气和中，这个"中"指的就是中焦。它调理的是脾胃，调理了脾胃之后，又可以通过脾胃的功能来运化水湿。

所以说，藿香正气水第一个非常明显的作用就是治疗夏天的暑湿初期。夏天不管什么类型的感冒，你都可以喝藿香正气水，可以不分风寒风热，不分内寒外热，先用一些藿香正气水，然后再来分析风寒风热，判断使用代茶饮或中成药。第二个作用，藿香正气水可以非常好地解决腹泻问题。这个腹泻指的是伤食泻，比如吃多了、食物坏了、过期了等引起的腹泻。对于这种腹泻，藿香正气水就可以用，而且效果非常好。肚子痛是中焦脾胃出了问题，这个药刚好具有理气和中的作用。

藿香正气水虽好，但应注意两个问题：第一，一般的藿香正气水都含有酒精，因此喝完之后不要开车，会涉及酒驾的问题。当然，也可以买到不含酒精的藿香正气水，价格会偏高一点，但在我看来同样作用的藿香正气水，最便宜的就是最好的。第二，藿香正气水不能一直喝，因为它是性温的，喝的时间过长就会化热，比较燥，所以需要喝的时候，喝1~2天就好了，一般建议不要超过3天。

湿郁化热推荐方：祛湿热的三仁汤

炒杏仁8克，白蔻仁10克，薏苡仁30克，竹叶10克，通草3克，代茶饮。

功效：清利湿热，宣畅气机。

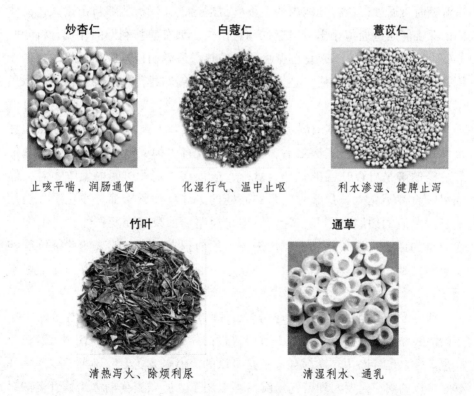

炒杏仁	白蔻仁	薏苡仁
止咳平喘，润肠通便	化湿行气、温中止呕	利水渗湿、健脾止泻

竹叶	通草
清热泻火、除烦利尿	清湿利水、通乳

咱们继续讲湿，如果在湿的初期没有很好的处理，容易湿郁化热，判断标准可以通过看舌苔，这是非常明显有效的方法。如果舌苔非常厚，基

本上可以判断是有湿的。再看舌苔的颜色，如果颜色偏白，基本以湿为主。如果舌苔颜色偏黄，又厚又黄，基本上以湿热为主，就是有湿又有热。那有人问了，如果舌苔前半部偏黄，后半部偏白，或者是后半部偏黄，前半部偏白，该怎么判断？这是上焦以热为主，下焦以湿为主。或者反过来上焦以湿为主，下焦以热为主。所以当你看舌头的时候，可以通过舌苔来判断是否有湿。

如果出现了湿郁化热的情况，该怎么办？给大家提供一个代茶饮——【炒杏仁8克，白蔻仁10克，薏苡仁30克，竹叶10克，通草3克，代茶饮】。这个方子来自《温病条辨》当中的三仁汤，《温病条辨》是清代名医吴鞠通所著，我只是把三仁汤原方当中的五味药拿出来，并没有全用。这款代茶饮的作用是清利湿热、宣畅气机。

"三仁"分别是杏仁、白蔻仁和薏苡仁。杏仁，降肺气、宣降气机，体内有湿瘀时，通过杏仁打开体内的上下气机通道，让气机能够自由出入，让体内的湿瘀能通过通道排出。白蔻仁和薏苡仁，都有健脾利湿的作用。竹叶归心经，它可以清心火，来化解湿瘀所化的热。最后的通草顾名思义，它的作用是流通。当化完湿之后，必须让湿邪有一个能够排出体外的通路，所以用了通草。

有同学问，因为体内湿邪很大，所以有很多大夫、专家推荐薏仁红豆汤食疗，但是喝了很多次之后，湿邪依然没有去掉，这是为什么呢？薏仁红豆汤的确是可以祛湿的，作为食疗，应该在一定的时间内见效才对，但如果一直都不见效，那么肯定是有问题的。红豆和薏米都是在化湿，但是化了湿之后的通路在哪儿？它没有留出通路。如果能在薏仁红豆汤中加一点通草的话，也许效果马上就出来了。用药很多时候，效果的关键可能在于点睛的那一两味药，当你做了一点小小的调整，也许整个方子马上就不同了。

那可不可以把通草换成其他药？当你明理之后就会知道，只要找一个中空的能够往下的通路就可以。上节课讲过的芦根是甜的，可以使用。葱的口味也还好，也可以用。泽泻理论上是可以的，但是太苦，我不推荐。用藕一样是可以的啊，只要明理就知道哪些可以用了。所以当你们去治病开药的时候，一定要尽可能把方子组合得面面俱到，尽可能多想一些你没有想到的。当化了湿后，湿应该怎么办？有出口吗？只有这样去学习中医，中医在你眼中才能变得越来越有味道。如同一篇好的文章不仅仅是文字的优美，更重要的是作者的灵魂。一首美妙的曲子不仅是音乐，更体现的是音乐背后创作者的思想境界和对音乐的理解。而一个好的方子，如同将军领兵打仗一样，同样也体现了大夫的格局和情怀。

一张方子，体现的不仅仅是药

记得在北京有一次讲座，讲座中我讲到了乳腺增生的话题。我当时有感而发讲了一个道理，说当我们看到方子的时候，外行看到的只是一个方子和其中的一些不同的药物，但内行看到的一定是这个大夫的水平和用药思路，甚至是这个大夫的格局、人品、情怀和整个思想境界。所以一张方子，体现的不仅仅是药。当我看到一张非常好的方子的时候，就会拍案叫绝，这个方子怎么能用得这么好呢？用得太巧妙了，简直是四两拨千斤。最高明的战术永远是那些用最少的东西，花费最少的兵力就能达到最佳效果的战术，而不是那些动用千军万马，才把对方打得落花流水的战术，更不是"杀敌三千自损八百"的战术，那些都不是高明的战术。

所以，用药如用兵，我们在学医的过程当中一定要反反复复地去琢磨，怎么样才能把药用得更加精简、更加富有智慧。所以说，大夫之间拼处方，拼的不是药，拼的永远是智慧。而这个智慧背后，一定是大夫和大夫之间不同境界的一些较量。在当今社会中，最高层次上的较量已经不仅仅在技术层面上，而是在整个精神境界上。也许，同样一个病，任何大夫都能治，但是最后治得好的那个医生也许赢的并不是药用的多么贵，或者是药选的多么好，而是他的配伍，他的境界，他的格局是多么的精简恰当。

清暑热的药膳推荐：猪瘦肉炖莲藕汤

《黄帝内经》当中关于暑和温有这样一句话，"先夏至日者为病温，后夏至日者为病暑"。就是说以夏至这一天为分界线，从立夏到夏至这段时间是病温，从夏至之后是病暑。温和暑区别在于表现热邪程度的不同，暑邪要更加大于热邪一些。我推荐给各位一个食疗的方子——【猪瘦肉炖莲藕汤】。首先是口味好，再者猪肉滋阴清火，莲藕清凉、通畅利湿。因莲藕长于淤泥之中，所以它的性质偏寒凉。在夏天的暑热中，食用一些具有清凉通畅特性的食物，是很好的。至于莲藕补血等有关补的作用在这里都不考虑，基本上我认为莲藕没有补的作用。

　　和各位分享的"桑拿天"相关话题到此结束，简单回顾一下，"桑拿天"的处理分以下两种情况：第一种情况是暑湿的初期，我推荐了一个既好用又便宜的中成药叫藿香正气水；第二种情况是湿郁化热阶段，推荐的是三仁汤当中的五味药，这五味药非常适于我们以代茶饮来操作。最后推荐给大家一个食疗方叫猪瘦肉炖莲藕汤。

第六讲

"家庭小药箱"
之
吃多了

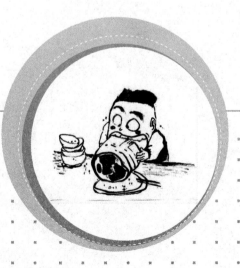

　　我们经常会出现"吃多了"的情况，这种情况在生活中的确是很常见的。当你看到一桌美食的时候，就会感觉胃口大开，一定要吃到自己走不动为止。吃完就感觉肚子不舒服，感觉比较胀。这个时候怎么办？满足了自己的口福之后，我们需要考虑如何去化解这些对你来说也许是多余的食物。我往往见到大家有不同的方法，有吐出去的，有喝柠檬水的，有喝藿香正气水的，有吃山楂的，等等。先说明一下，藿香正气水主要不是起到消食的作用，而是针对吐了拉了这样一些伤食腹泻的症状。那么在今天的课程中，我会给大家推荐什么样的方法呢？

消积化滞推荐1：紫苏梗10克，山楂15克，炒莱菔子8克，代茶饮

紫苏梗	山楂	炒莱菔子
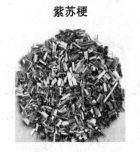	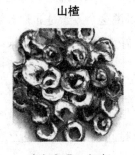	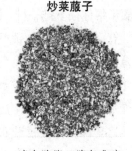
理气宽中、解鱼蟹毒	消积化滞、行瘀	消食除胀、降气化痰

　　我推荐给各位的第一款代茶饮——【紫苏梗10克，山楂15克，炒莱菔子8克，代茶饮】。

　　这个可比单独吃山楂效果好。在讲感冒的时候曾讲过紫苏叶，它的作用是发汗解表，理气宽中，解鱼蟹之毒。紫苏梗和紫苏叶来自同一个植物，一个是梗，一个是叶子。其实紫苏也是一身上下全是宝，从头到脚基本上全可以入药。入药时会用到紫苏的三个部位，紫苏叶位于最上部，它发汗解表，理气宽中，解鱼蟹之毒。紫苏的中间部分是紫苏梗，它的作用是理气宽中，解鱼蟹之毒，少了叶子发汗解表的作用。往下走是紫苏子，也叫（炒）苏子，因为在用药上我们会炒了再用，所以叫炒苏子。苏子的作用是下气平喘，它是往下的，引气下行的。今天用到的是紫苏梗，它具有理气宽中，解鱼蟹之毒的作用。吃多了，首先要理气宽中，这个"中"是中焦的意思。通过理气宽中，调整了气机，食物在吃完之后就不会停在脾胃中。第二个功效是解鱼

蟹之毒，因为吃多的时候，经常吃到海鲜吧，用紫苏梗来解鱼蟹之毒正好。你会发现用了一个紫苏梗，你的思路就要比单纯吃山楂高明得多。

我们曾讲过山楂，山楂的功效是消积化滞，行瘀。山楂的第一个功效是消食（积）化滞。煮肉的时候放山楂至少会有两个功效，一是让肉煮的更烂些，二是吃起来不会特别腻，因为它有消油腻的作用。关于行瘀的作用，在随后说到高脂血症的时候，我推荐的代茶饮中依然含有山楂，就是因为山楂具有行瘀的作用。

第三味药炒莱菔子，在讲咳嗽篇章时讲过梨和白萝卜，当时说白萝卜是从萝卜籽里长出来的，萝卜籽就叫莱菔子。在中药炮制时我们经常把萝卜籽炒一下，叫作炒莱菔子。炒莱菔子消食除胀、降气化痰，它的下气作用要比白萝卜更强一些。吃多了，我用山楂来消积化滞，用紫苏梗来理气宽中又解毒，用炒莱菔子帮你往下排一排。所以说这个方子是非常有效、安全的。

有人问我用点大黄好不好，这样可以泻下来。我曾经说过，本套家庭小药箱课程必须考虑到使用后的安全性，所以我情愿让大家在安全范围内尝试我介绍的任何一款代茶饮，一旦你们听完这套课，自己学会之后，拿这个方子给身边你觉得可以用的人来用，即便你的辨证不准确，也不会出现太大问题。这套课程是经过我很长时间精雕细琢之后的结果，你们学会了，在应用的时候也要注明出处。

这里再说一次，叶子类的代茶饮只需要用开水泡一下就可以了。凡是根茎类、块状的代茶饮，需要煮 10～15 分钟。我给出的是一天的量，大家可以煮好或泡好后，放在保温杯中喝一天。

消积化滞推荐2：四磨汤口服液

四磨汤口服液。一次 10～20 毫升，一日 2 次。

功效：顺气降逆，消积止痛。

用于婴幼儿乳食内滞证，症见腹胀、腹痛、啼哭不安、厌食纳差、腹泻或便秘；中老年气滞、食积证，症见脘腹胀满、腹痛、便秘；以及腹部手术后促进肠胃功能的恢复。

针对"吃多了"，下面我推荐的中成药——【四磨汤口服液】，一次10～20 毫升，一日 2 次，根据自己的体重体格酌情掌握。这款药我经常用于治疗小孩儿，因为小孩儿更容易吃多积食、肚胀胃口差，受凉后就会感冒。后来我发现这个药成人也完全可以用,只要把量加大些就可以了。

四磨汤口服液的作用是顺气降逆,消积止痛。这是我在临床中用得非常多的一款药,也是我能找到的一款非常好的消积化滞的药。它所含的四味药并不是简单的泻,还有一定的补虚作用。这样的药用起来非常好,让你觉得很安全又很贴心。也有同学说平时是用保和丸,同样也是可以的,我们随后的课程中也会讲到保和丸。

学医贵在明理,我们要明白四磨汤口服液的机理,这样当你在没有这个药的时候可以用其他药去代替。如可以用保和丸,因为它们的功效是差不多的。当你明了理之后,会发现有很多药都可以拿来运用,只要是辨证准确。所以大家千万不要拘泥于我给你们讲的内容,要在明理之后去发散思维,因为在不同城市,药可能是不太一样的,比如四磨汤口服液也许在很多城市买不到。当你明理后,可以在当地选择与它功效类似的其他中成药。

消积化滞推荐3:木香顺气丸

木香顺气丸。一次1袋,一日2次。

功效:行气化湿,健脾和胃。

用于湿浊中阻、脾胃不和所致的胸膈痞闷、脘腹胀痛、呕吐恶心、嗳气纳呆。

我推荐给大家第二款中成药——【木香顺气丸】。它是一款非常经典的老药,功效是行气化湿,健脾和胃。吃多了就要行气,往下通一下。吃多后会影响脾胃的运化功能,要健脾和胃。当运化功能降低后体内又容易产生湿邪,所以这个时候要化湿。当你听完我的课以后,会改变从前判断中成药的方式,从只关注中成药的适用病症,变为关注其含有哪些具体成分,通过自己对药材功效的了解,从而去判断中成药最本质的功效。任何疾病,凡是需要行气化湿、健脾和胃的,你都可以用木香顺气丸,至于药的说明中所写适用症状,就不用去管它了。

讲到这里大家会发现,我们讲课的内容其实是互相联系的,下节课往往会承载着上节课的内容。我希望通过不断回顾曾经讲过的某一个点,让你明白,原来之前讲过的药可以用到不同的地方,从而不断加深对某些疾病和用药的理解。

好了,关于"吃多了"我们今天就讲到这儿。

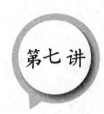

第七讲

"家庭小药箱"

之

便秘

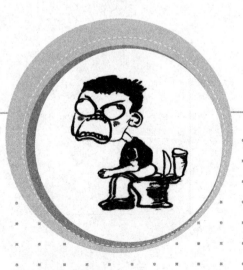

　　我相信便秘是很多人会出现的一种情况，它困扰着很多老年人和小孩，不同年龄阶段都会出现。那么，我们是否可以自己来处理？完全可以。当肠道不通的时候，我们可以用泻的方法，但是泻的方法不只一种。如果把病症当成是一辆不能前行的车，第一种方法，用苦寒去泻，就相当于是往下面推的方法，推动车走。第二种方法，是否可以把这个车减减重，因他太沉走不动了，把车变轻一点就好推了，这是一个减重思路。第三种方法，如果是道路堵了，只要把道路清一清，车就好走了。咱们继续来考虑，如果这不是一辆车，而是河里的船，当船不走了该怎么办？除了类似的推、拉、减重、清淤的方法外，还有哪些方法呢？

　　中医对于治疗便秘还有两个非常了不起的思路。当河里面的船走不动了，怎么办？第一个思路就是增加水位，河道里的水多了自然就通畅一些了，这种治疗方法中医叫作"增液行舟法"。第二个思路更高明，因为便秘一定要通大肠，但现实当中有些病人，无论采用什么样泻的方法都没用，或者说当时泻下来了，随后发现还是不行，如果把泻药的力量不断加大，对整个肛门括约肌也是一种伤害。中医上有个脏腑之间互为表里的关系："肺和大肠相表里"。当直接针对某一个点去治病无法解决时，就可以想到来个"曲线救国"。如果一直通大肠通不下去，可以通过治疗肺部来治疗疾病。中医把这种方法叫"提壶揭盖"法，这是生活当中一个很明显的"意象"。当我们煮了一壶水之后发现往外倒不出水，这是一个很明显的物理现象，涉及气体的压强等原理。这个时候只要把壶盖揭开，水"啪"一下就出来了，这是生活中很常见。所以说，当通大肠通不下来的时候，一个非常有效的方法就是"提壶揭盖"。揭哪个盖？中医讲"肺为华盖"，可以去宣发一下肺气，而不是降肺气，让肺气往上提，大便就通下来了。这是很高明的一个战术，看似是往上提的，结果是气下来了。

　　明白了这个道理之后，大家需要发散思维，多想想一些不同的治疗方法。这时就可以用到一味药——桔梗，它具有宣肺的作用，再加上一些通大肠的药，便秘会缓解得更好。如果没有桔梗的情况下，可以用升麻之类的，升麻也有往上提肺气的作用。但凡是需要用到"提壶揭盖"的方法时，很多时候这种便秘都比较严重，在我看来就是要去看大夫的时候了，简单的代茶饮可能是不够的。

"增液行舟"法推荐方：生地黄10克，麦冬15克，玄参8克，代茶饮

生地黄

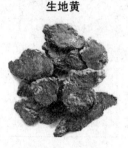

生津止渴、滋阴补肾

麦冬

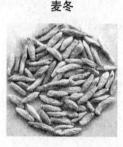

养阴生津、润肺清心

玄参

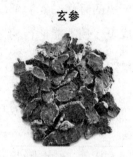

清热凉血、泻火解毒

推荐给各位的第一款代茶饮——【生地黄10克，麦冬15克，玄参8克，代茶饮】。

玄参也叫元参，它的作用是清热凉血，泻火解毒。麦冬，外形像花生仁，口味很好，富含津液，养阴生津，润肺清心。地黄在中药当中有两种：其一为生地黄，其二为熟地黄。生地黄和熟地黄都可入药，生地黄的作用是生津止渴，滋阴补肾，偏滋阴；熟地黄的作用偏补。

这个方子不是我首创，来自于"增液汤"这个千古名方。"增液汤"的治病机理就是"增液行舟法"。便秘的时候大便偏干，拉不下来，这个时候增加了很多津液，相当于把水位提高了，船自然就会行走了。这是第一种方法，用了"增液行舟法"的思路，适用于肠燥便秘。当大便偏干，而且肛门还比较灼热，经常拉像羊屎蛋的、球状的、明显干燥的粪便，另外还有可能伴随一些内脏上火的现象，比如说比较焦躁，容易上火，这种情况就是肠燥便秘，可用增液汤来补充津液。

这个方子的三味药性质相对来说比较寒凉一些，对不属于肠燥便秘型的便秘或脾胃虚弱的人不建议用。如果实在要用就必须"中病即止"，用上那么一次两次，大便通下来就不要再用了，因为它毕竟不是健脾胃的方子。

寒热错杂型便秘推荐方：艾叶6克，红藤20克，火麻仁15克，代茶饮

艾叶

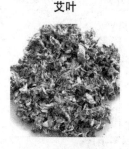

理气血、逐寒湿

红藤

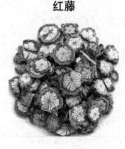

活血通络、败毒散瘀

火麻仁

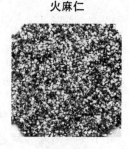

润肠通便

推荐给大家第二个方子——【艾叶6克，红藤20克，火麻仁15克，代茶饮】。

我在临床的方子中经常能看到这三味药，这是我的偏爱，因为我发现很多人的便秘不单单是虚或实，寒或热，往往是虚实夹杂、寒热错杂。

现在很多人便秘是先干后稀，一开始拉得挺费劲，一旦出来以后，后面就稀了，这是一个非常明显的寒热错杂的情况。因为很多人吃的东西寒热错杂，导致肠道也是一个寒热错杂的大环境。比如夏天去吃烧烤，同时喝冰镇啤酒。当羊肉配冰镇啤酒的时候，肠道会发生寒热错杂的格局。羊肉本是火热之性，性热、温的，烤之后再放上孜然，它的热性更强。再配上冰镇的啤酒，肠道内一定是寒热错杂之象。这个时候单纯清热则寒去不了，单纯去温则燥去不了。怎么办？就必定要在用药的过程中寒热并用，单纯用增液汤是不够的。这个方法几乎一用就灵，是我在临床当中经常应用的三味药，分享给大家尝试。

首先来看艾叶，艾叶不光可以外用也可以内服。它的作用是理气血、逐寒湿。既然它可以逐寒湿，证明性质是偏温。第二味药是红藤。既然颜色是红的，它一定可以入血，它的作用是活血通络、败毒散瘀。为什么一定要败毒散瘀呢？因为我们经常吃很多东西，使得肠道里堆积了很多毒素，这时候单纯去通的话，很多毒素是去不掉的，就需要找能败毒散瘀的药，而红藤就起到了这样的功效。最后一味药叫火麻仁，它的功效是润肠通便。火麻仁油性比较大，在中医上讲，凡是油性比较大的药物基本上都会有一定的通便、

润肠作用。比如说杏仁、柏子仁、花生仁、核桃、芝麻都有一定的油性，都可以通便。所以这三味药，火麻仁是增液、润肠的，艾叶温了一下肠道中受的寒邪，用红藤（性质偏凉）来败毒散瘀，不仅寒热并用，又用到火麻仁来进行润肠，所以这个配伍是不是很高明呢？

老年人便秘中成药推荐：苁蓉润肠口服液

苁蓉润肠口服液。一次10~20毫升，一日2次。

功效：益气养阴，健脾滋肾，润肠通便。

用于气阴两虚，脾肾不足，大肠失于濡润而致的虚症便秘。

第三个方法是针对老年人的便秘。很多老年人便秘的时候会感觉没有力量往下排。对这种所谓的中气不足型的便秘，我推荐【苁蓉润肠口服液】这款中成药，这个一般推荐给老年病人。

苁蓉润肠口服液至少含有两味中药，黄芪和肉苁蓉。当然还有其他的成分，咱们今天不表。黄芪的作用是补中气，中气不足用黄芪来帮助增加气力。肉苁蓉的作用是补肾，它可以补肾阳也能补肾阴，是阴阳双补的。而且肉苁蓉最大的一个功效是润肠通便，它可以补肝肾，还可以润肠通便。所以用黄芪和肉苁蓉，是解决老年人那种中气不足型便秘的最好方式。我经常在一些给老年人开的处方中，开到黄芪和肉苁蓉。苁蓉润肠口服液健脾滋肾、润肠通便、益气养阴，但其实年轻人也可以吃的，如果发现自己排便时气力不够且感觉有点燥，也可以用苁蓉润肠口服液。

便秘通用中成药推荐：当归龙荟片

当归龙荟片。一次3~4片，一日2次。

功效：泻火通便，清肝明目。

用于肝胆实热，耳聋，耳鸣，耳内生疮，胃肠湿热，头晕牙痛，眼目赤肿，大便不通。

继续推荐一款中成药——【当归龙荟片】。当所有的代茶饮、中成药都不想选择时，可以选择当归龙荟片，这是一款通用的中成药，对大肠伤害较轻。因为很多人便秘的时候，尤其是年轻人，会吃芦荟胶囊或泡大黄水等直接去泻。直接去泻的效果一定会有，但是它对人体一定会有伤害。

大家是否依然记得，咱们上节课的时候说过，一个人要学会去"阴中求阳，阳中求阴"。比如，当你想去批评人时要先去夸他，当你想出拳时要先往后收一下拳头，这样力度会更大一些。所以你会发现，每个人在学习中医的时候，在运用药物的时候，是要有智慧地去用药物的。

当归龙荟片算是有一定情怀的中成药，因它至少含有当归。当归既可以补血，又可以润肠通便。所以说它并不仅仅是一味地在泻，而是含有了一定的情怀。它知道一直泻对人体有伤害，所以加上了当归。但是这个药整体的药性是偏凉的，它的药效是泻火通便，清肝明目。对于那些我们认为的寒热错杂型便秘，还是推荐艾叶、红藤和火麻仁。

好的，关于"便秘"的讲解就到此结束。

第八讲

"家庭小药箱"

之

肚子受凉了

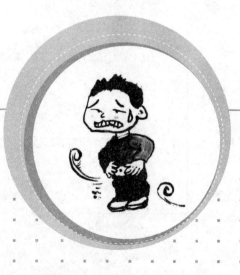

肚子的另一个常见问题就是受凉了。很多时候肚子受凉了会导致腹泻拉肚子。针对这种情况，治疗的方法很明确，那就是"凉"则温之，我们要温肚子，暖肚子。

温中和胃推荐1：陈皮15克，木香10克，炙甘草8克，代茶饮

陈皮 木香 炙甘草

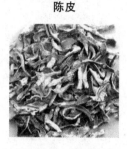
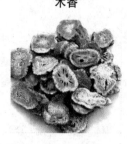
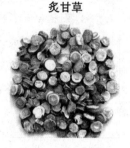

理气健脾、燥湿化痰　　健脾消食、行气止痛　　健脾和胃、益气

推荐给各位第一个代茶饮——【陈皮15克，木香10克，炙甘草8克，代茶饮】。

有同学说，可以用艾灸。你会发现我们"家庭小药箱"的课程当中，主题是分享中成药和代茶饮，关于艾灸，随后我们会在一个关于"家庭救急"的篇章中讲到。

陈皮的作用是理气健脾、燥湿化痰，它的性质偏温。木香的作用是行气止痛。当人肚子凉的时候，往往会感觉到肚子疼，所以不仅需要健脾消食，还要行气止痛。炙甘草，在"咳嗽"篇章的时候我们讲过甘草，现在是炙甘草。甘草和炙甘草的区别在"炙"，你会发现很多药物有不同的炮制方法，这个"炙甘草"一般是用什么"炙"的呢，一般是用蜜（烘）制的。蜜炙后口味是甜的，"甘"是入脾的，炙过之后，药效能够更好地到达中焦，可以更好地健脾和胃。生甘草，具有清热解毒的作用，咱们讲到咳嗽、咽喉不舒服的时候用到甘桔汤。用甘桔汤的时候，是用到了甘草清热解毒的功效。用炙甘草偏向于健脾和胃益气。

肚子位处中焦，在用药的时候一定要把所有的火力集中用在中焦脾胃这个层面上。陈皮用在中焦上，木香用在中焦上同时还能止疼，炙甘草炙过之后也用在中焦上。于是，三味药放在一起，它的作用就是来健脾和胃且行气

止痛。这样温了肚子的凉又止了疼，这个方子安全有效。在这个方子中木香和炙甘草是根茎类的，陈皮是果皮。陈皮简单泡一下是泡得开的，而木香和炙甘草是要煮一下的。

温中和胃推荐2：有情怀的中成药——香砂六君丸或香砂养胃丸

香砂六君丸或香砂养胃丸。一次1袋，一日2次。

功效：温中和胃，健脾祛湿。

用于脾虚气滞，消化不良，嗳气食少，脘腹胀满，大便溏泄。

下面推荐两款中成药——【香砂六君丸】【香砂养胃丸】。这两款药的功效大同小异，所以我将它们放在一起来讲，这两款药的作用都是温中和胃，健脾祛湿。

以香砂六君丸作为代表，咱们来详细地分享一下。首先你会看到六君，六君来自于六君子汤，六君子汤又来自于四君子汤。"四君子"的命名可以看出古代医家在推广、运用中医时，他们对于中医的理解以及对于某味中药的喜爱程度。之所以敢把某一味药叫作君子，源于他们对于这味药的理解，有时候他们的理解真的会让你为之感动的。

在中国的传统文化当中，有四个不同的方位，分别是东、西、南、北。传说中这四个方位有四种不同的怪兽，分别是东有青龙、西有白虎、北有玄武、南有朱雀。四个方位对应着不同的脏腑和五行，左为东，右为西，上为南，下为北，因此我们经常说"左青龙，右白虎，前朱雀，后玄武"。左对应是肝，右对应是肺，因此青龙对应的是肝，白虎对应的是肺，朱雀对应的是心，玄武对应的是肾。在方子中，青龙汤偏走肝，白虎汤偏走肺，北方的玄武汤偏走肾，南方的朱雀汤偏走心。可见，古人对于中医的理解以及对药的命名，很多时候都是有根据的。随后我可能专门开设针对中药的课程讲解，这味药为什么叫这个名字，有什么来历，背后藏有什么样的故事。还有一些穴位，你会发现为什么有些穴位叫这个名字也是有根据的，很多体现的是中国古人对于天地人这三才的理解。

咱们再回到四君子汤上。四君子汤含有四味药，叫作人参、白术、茯苓和甘草，其中白术中"术"的读音是（zhú）。古人把人参、白术、茯苓和甘草这四味药叫作四君子。所以四味药放在一起，叫作四君子汤。

四君子汤再加上两味药，叫作六君子汤。加哪两位药呢？加上陈皮和半夏。我曾经讲过，陈皮和半夏是二陈汤中最最典型的两味药。为什么叫二陈汤，因为陈皮和半夏是以陈久为最佳，所以叫二陈汤。四君子汤加上陈皮和半夏叫作六君子汤。那么六君子汤再加上两味药——木香和砂仁，叫作香砂六君子汤。四君子汤是补气调气的一个千古名方，加上陈皮、半夏，又多了健脾燥湿、化痰的功效。再加上木香和砂仁，木香是行气止痛，砂仁既可以醒脾，又可以行气。所以，当肚子受凉的时候，第一可温阳脾胃，第二可行气止痛。这是我给大家推荐的第二款药，是一款非常好的中成药。

由四君子汤引发的思考

问大家一个问题，人参、白术、茯苓和甘草这四味药，如果让你从中选择一个比较喜欢的，会选择哪味药？我想考考大家，看看大家是如何理解四君子汤的。很多人会选择茯苓，理由是什么呢？有人说只是凭感觉。你们为什么不选人参呢？"人参太燥、人参上火……选择茯苓因为茯苓可以祛湿、可以补脾胃……"

之所以问这个问题，是因为我曾被人问过："你是学中医的，想问问你喜欢四君子汤中的哪一味中药？"反思了很久，后来我给他的答案是："我最喜欢的是第四味药，甘草。"为什么喜欢甘草呢？我发现甘草不仅是四君子中的最后一味药，而且甘草是很多大夫在方子中似乎都会开到的药，到最后的时候配上一味甘草。很多人说用甘草的作用是调和诸药，是为了调和。如果甘草的作用就是大家所说的调和诸药的话，那甘草就太伟大了。它在任何一个方子中似乎都能用得到，虽然显得不起眼，但却少不了。

我之所以直觉中这么喜欢甘草，是因为它的作用就相当于我们身边一个非常非常亲近的角色。在我们的生活中，会存在着这样一个角色，他一直在默默地关怀、关爱着我们，但是我们却总是把他忽略掉。从小到大的成长过程中，我们一直在他的百般呵护下茁壮成长，但是我们往往会忽略他的存在，也许我们对朋友好的程度要远远大于对他们好的程度。

后来我把甘草比喻为我们的父母。我觉得父母的角色就像甘草一样，在我们的生命中不离不弃，从始至终呵护着我们。但似乎在你的心目中，他们显得没有那么重要，你总是在需要的时候才想到他，去喊一声"爸、妈"，而你会发现他却是我们生命当中不可或缺的那个角色！

我总是会觉得一草一木皆为情。我走在田间小道也好，或者是在不同季节里，看大自然的日出日落也好，看风吹叶落也好，看花草树木也好，我总是会把不同的花花草草拟人化。而当我不断地运用这个方子，用甘草的时候，我真的会非常非常深切地感觉到——甘草就是我们的爸妈。有些时候我们总是把他忽略掉，但是他就是那么真实地存在着。不管我们对他是什么样的反馈和态度，就像在这个方子当中，他一直都在守护着这个方子，在调和着这副药。你会发现你的父母永远都是甘草的角色，是会被我们忽略掉的一个角色。这是我的感受，供各位参考。

温中和胃推荐3：更温热的中成药——附子理中丸

附子理中丸。一次1丸，一日2次。

功效：温中健脾。

用于脾胃虚寒，脘腹冷痛，呕吐泄泻，手足不温。

再推荐一款中成药——【附子理中丸】。当你肚子受凉的时候，用了以上两个方法之后，肚子的凉依然缓解不过来，你需要去找一个比香砂六君子丸更温热的药才可以，那我推荐的就是附子理中丸。

附子理中丸，首先它有一味药叫附子。附子属于大辛大热之品，况且还有毒，附子理中丸就是附子加理中丸。理中丸和四君子汤之间的区别是什么呢？四君子汤中含有人参、白术、茯苓和甘草，理中丸就是把四君子汤当中的茯苓去掉，换成干姜，变为人参、白术、干姜和甘草。为什么要换成干姜呢？第一，干姜的药性本身就是温的，况且还是温养中焦脾胃。第二，中医有句话说得好，"附子本身大辛大热"，但是关于附子的运用，有句话叫作**"附子无姜不热"**，请把这句话记下来。在运用附子的时候，把附子和姜配在一起，它的温热性质会非常之强，于是附子理中丸的作用是温中健脾。根据附子理中丸温养中焦脾胃的特效，可以让受凉的胃暖起来。

但是关于附子理中丸，必须要告诉大家几个运用的要点。

第一点，它是一个大蜜丸儿，大黑丸子，吃的时候你必须要嚼着吃。很多人说吃不下去，那你可以分开吃。有些人说，我把它搓成小丸儿可以吗？也可以。

第二点，有些人吃完附子理中丸就上火。有些人说，我本身肚子凉，但是，我只要一吃附子理中丸我的嗓子就疼了，就开始上火，这是一个明显的上热下寒啊。下面是凉的但上面又热，怎么办？方法很简单，你可以少吃点。

用量原本是一次 1 丸，一日 2 次，你可以把用量减半，变成一次半丸，一天吃 2 次半丸，这样就没那么热了。有问吃半丸的量还是觉得嗓子热，这里我再推荐另外一个方法，可以在吃附子理中丸的时候，加入一个清凉的药，我推荐是栀子。栀子的作用是清泻三焦，上焦、下焦、中焦的热都可以清。如果你必须要吃附子理中丸，但又觉得该药的温热之性比较大时，用栀子水吃附子理中丸，这是一个非常巧妙的方法。

腹泻只有受凉吗？咱们讲过，如果吃伤食了也会腹泻，吃伤食时喝藿香正气水，受凉腹泻时吃附子理中丸。当然随后咱们还会有一个篇章专门讲腹泻的。

"闭门留寇"是怎么一回事？

之前的篇章里，我们留下了一个"五味子的疑问"。肚子受凉的时候，很多人会拉肚子，会用止泻的药。治病必求其本，我们吃药时要针对他的根本来治疗疾病。因为受凉而拉肚子，只要把脾胃温阳，基本上就不会拉了，没有必要一味地去帮他止泻。

关于止泻，我需要强调以下两点，如果是单纯的受凉，或脾虚造成的泻，是完全可以用一些止泻药的。但是如果肠道毒素比较多，比如说有患者因为痢疾拉肚子，或拉肚子的时候感觉到肛门火辣辣的，这个时候就需要尽快将毒素排出去。

针对第二种情况，如果我们马上采用具有很强收敛作用的五味子去止泻的话，这样做导致的结果就叫作"闭门留寇"。就好像当家里有贼的话，最有效的方法一定要给贼一个教训，不能让他再来，一定要打贼。生活中如此中医也是如此，但是打完贼之后，记着一定要放他走，把敌人彻底干掉并不是一个明智的方法，最有效的方法是打完贼之后，一定要给他一条生路，永远要记着，给敌人一条生路就是给自己一条生路。如果你把贼打死在自己家里，你还是要收场的。换句话说，当你肠道中有一些所谓的毒素、杂质或一定要清理出去的东西，你应该把它有效的排出去，而不是把它收涩在体内，留在体内对你来说未必是件好事。

漫谈肿瘤

再引申开来，说说现在医学对于肿瘤的治疗。西医对肿瘤的治疗很简单，有肿瘤我们就把它切掉、灭掉，凡是和身体不容的东西一定要把它灭掉，这叫斩尽杀绝。但这是个不是有效、高明的方法呢？从小我看了许多武侠小说、电影、电视剧，我发现一心想让自己独霸江湖，把对手斩尽杀绝的人，最后一般都没有好下场。如《射雕英雄传》中的欧阳峰，他一心想让自己称霸武林，但他最后的下场是什么？最高明的方法是给自己一条生路，也给敌人一条生路，于是西医也提出了一个观点"带瘤生存"。我要和你一起和平共处，你可以在我体内，但是由我带着你走向坟墓。有些时候你会觉得生活带给中医的启发，以及学了中医之后再运用到生活中的理论，带给我们的都是非常不同的理念，让我们觉得中医就是生活，生活也就是中医。

好了，今天的课程就到此结束，谢谢大家！

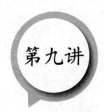

第九讲

"家庭小药箱"

之

失眠

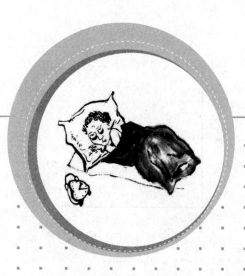

相信很多人都有过失眠的经历，但并不是每一次失眠都需要去治疗。生活中因为一些兴奋、郁闷的事睡不着，这些都属于暂时性的失眠，不在今天讲课的范畴当中。咱们今天所讲的失眠，指的是那些长期的、单纯性的失眠。有些人觉得自己的睡眠质量非常不好，或者是感觉自己入睡非常困难，有些人躺到床上翻来覆去近一个小时才能睡着，还有些人睡后易醒，醒来后又难以入睡，上述这些都属于失眠的范畴。另外，还有些比较顽固性的失眠，整夜睡不着。失眠的情况在西医学中属于精神科疾病的范畴，但是咱们今天所分享的内容，是属于"家庭小药箱"课程中的初级诊断和初级用药，针对的并不是非常顽固的失眠。现实生活中一些非常顽固的失眠，是你通过用药都很难解决的。

❀ 误区一：药物以温补为主 ❀

说到失眠问题，大家通常会有一个误区，很多人在失眠的时候，往往会去吃一些药。不管是大夫开的药还是去药店买的药，大都是具有安神性质的药。比如安神补脑液、安神健脑液、阿胶健脑液、酸枣仁健脑液、酸枣仁安神液等。阿胶、酸枣仁是补血养血的，吃了这些药之后，很多人依然还是睡不着觉。你在市场上买到的治疗失眠的中成药大都是以补益性质为主的，为什么吃了这些具有补益性质的治疗失眠的药却不管用呢？

道理很简单，大夫在治病过程中需要考虑的是这个"病的人"，而不是这个人的"病"，需要把这个"病的人"放到一个特定的时间、地点、社会环境等因素中去全面考虑。换句话说，如果让历史再往前推50年或者100年的话，有很多人的"失眠"吃安神健脑液可能真的管用，因为人在那个吃不饱穿不暖的年代是以虚为主，也就是说，那个时期具有虚性性质的病人比较多。

但现在时代不一样了，很多人的失眠还是由"虚"导致的吗？显然不是。更多的原因是"焦躁"。当工作、生活、感情等不如意了，你发现自己失眠了，这是发生在你身上的一些事情导致的焦躁。另一个原因是整个社会大环境使你变得非常焦躁，在工作生活当中，每个人都是急匆匆的，都活得非常着急，匆匆上班、匆匆下班、匆匆睡觉、匆匆吃饭……导致很多人虚火上炎。

我们经常会说，当一个大夫去看病的时候重要的不是看一个人，而是要看一个时代。在这个时代，每一个人都是活在什么样的整体状态当中，我们需要根据这个整体状态进行不断地调整。当时代变了的时候，原本那些在我们父辈和祖辈眼中非常有效的治疗失眠的药，也许现在就不一定非常有效了。所以说当你们还吃着一些安神健脑液、安神补脑液却依然没有睡好觉的时候，你需要反思一下，治疗失眠的方法是不是错的？

有人问我究竟如何判断我吃的这个药是不是错的？我来告诉你，你会发现很多人在吃了这些若干不同的安神药之后，不仅睡不着觉，反倒火更旺了，更加上火了。比如说出现头痛、眼胀、舌头生疮、口腔溃疡等一系列这样虚火上炎的问题。这时你要反思，这个药绝对是吃错了。当你明白这个道理之后，再来学习究竟该怎样去正确治疗很多人所面临的失眠问题。

◈ 误区二：生活中常吃保健品和补品 ◈

刚才咱们纠正了治疗失眠的第一个误区，不要总是吃补药。第二个误区应该纠正为，不要总吃一些保健品和补品。作为大夫来说，我一向不是特别主张，也非常反感一些所谓的保健品、补品。你会发现，中国人自古以来都好补，现在我们的中草药中，凡是一些具有补益性质的药品价格都很高。黄芪、当归、人参、阿胶等一系列具有补益性质的药，似乎价格都很贵，这恰恰迎合了中国人的特点——中国人好补嘛。但是，你补来补去，你真的就可以补上去了吗？真的就对身体有益了吗？

你也会发现另外一个现象，很多人只要是出国，不管去哪个国家，回来之后带的东西，一定会有保健品。比如带个鱼油、葡萄籽、海藻之类的据说可以让自己延年益寿，活得更健康的补益保健品。可你想过没有，如今是一个让人很焦躁的年代，很多人也许本身就是虚的，还有很大的虚火，而这个时候你偏偏去进补，也许你还没有真正把自己的虚给补上去，虚火反而更旺了，这将导致你的症状更严重。所以说，你们一定要再次正确的认识一些补品和保健品，因为今天不是讲补品、保健品的专题，所以我只能点到为止。

治疗失眠推荐1：酸枣仁30克，竹茹10克，灯心草4～5段，代茶饮

 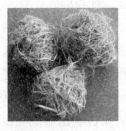 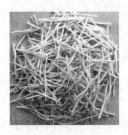

酸枣仁	竹茹	灯心草
宁心安神、养肝敛汗	清热化痰、除烦止呕	清心降火、利水通淋

我给各位推荐第一个代茶饮——【酸枣仁30克，竹茹10克，灯心草4～5段，代茶饮】。

竹茹的功效是清火化痰，除烦止呕，在讲解咳嗽篇的时候，已着重讲过竹茹及其竹子的方方面面，相信大家已经非常熟悉这味药了。分析下酸枣仁，就是我们平常吃的那种酸枣仁，我给大家看的照片都是打碎后的酸枣仁，你们在药店能够买到的酸枣仁都是这个样子。酸枣仁的功效是宁心安神、养肝敛汗，它的整个药性趋势是往内收的。

从中医角度来考虑，失眠的机理是阴阳之间的关系。中医认为，白天为阳，晚上为阴，阳主动，阴主静。白天为阳，人在白天是动的，夜间为阴，人在夜间是静的。睡眠是阳入阴的，阳入阴人则安。所以说，阳能够正确地入阴，便是睡眠的最佳状态。反之，失眠是阳不入阴，阳气一直在外边，等于是阳气在涣散。这个时候我们就需要找一味能够内收、内敛的药。酸枣仁宁心安神、敛汗养肝，有收敛的作用，失眠的病人正好需要有这种作用的药物来帮助收敛。除了酸枣仁，还有其他的药物可以帮助失眠的病人收敛，比如龙骨和牡蛎。我在药方中就比较喜欢用到生龙骨、生牡蛎，它们可以宁心安神，但是因为它们不好喝，所以在代茶饮里不做推荐。因为具有收敛作用的药物在某种程度上都可以安神，所以大家也可以自行发挥，我推荐酸枣仁的原因，是因为它比较好喝。

咱们再来看看灯心草，顾名思义，可以做灯芯。为什么我在灯心草的用量上写4～5段，而不写4～5克呢？因为灯心草很轻，一般药店都把灯心草

切成一段段地卖，4~5克就是一大把，我们用不了那么多，4~5段就够了。灯心草的功效是清心降火、利水通淋。因为灯心草可以做灯芯，所以我们认为它可以清心，可以利水通淋。

酸枣仁可以收敛而且偏补，灯心草清心降火，是偏清的，又加入10克竹茹清热化痰，可见我这个方子的配伍是寒热并用。用酸枣仁的收敛安神进行调补，但又怕单纯用酸枣仁会温补太过导致虚火上炎，所以加入了灯心草和竹茹去反佐酸枣仁的温性，帮助清心火。因为现代社会中的失眠不是单纯由于阴虚所导致的，而是虚火所导致的，这时候既需要温补，同时在温补中又需要加入一些不同类的药物去反佐。比如说，在这个代茶饮中我们用到了竹茹和灯心草，这样的解释大家是否能理解？

治疗失眠推荐2：百乐眠胶囊

百乐眠胶囊。一次4粒，一日2次。

功效：滋阴清热，养心安神。

用于肝郁阴虚型失眠症，症见入睡困难、多梦易醒、醒后不眠、头晕乏力、烦躁易怒、心悸不安等。

备战这套课程的时候，想给大家推荐一些治疗失眠的中成药，但是我发现，在市面上找中成药的确太难了。因为很多治疗失眠的中成药都是些所谓以偏补为主的安神补脑药物，找来找去，最终才找到【百乐眠胶囊】。这款药是我能够在市面上找到的相对来说比较合我意，也较为难得的一款中成药。百乐眠胶囊的功效是滋阴清热、养心安神，既有温补的作用，还有滋阴清热的作用。

我要找的中成药，一定是能够治疗那些虚实夹杂的症状，属于寒热并用的一类药，只有这样的药才更符合阴阳之道。我们所说的"阴中求阳，阳中求阴"的道理也在于此。这个药并不仅仅是在补，同时还兼顾了滋阴清热的作用，所以在我看来这个药是可以尝试的。药物说明上也说了，用于肝郁阴虚型的失眠症，症状可见入睡困难，多梦易醒，醒后不眠，头晕乏力，尤其是烦躁易怒，心悸不安。所以你会发现这款药，它在安神的同时也在帮大家清热。

解疑灯心草

代茶饮中用到的灯心草为什么是白色的？你会发现平常见到的大部分植

物，都是绿色或者青色，为什么这个灯心草偏偏是白色的呢？我们所说的灯心草，并不是它的全草，而是草茎当中的芯。也就是说，灯心草本身是绿色的，但是我们选择的是白色的草芯。专业来说，用的就是茎髓。

沟通阴阳的夏枯草

我们扩充另外一点知识，刚才讲到失眠中阳不入阴的问题。换句话说，白天为阳，晚上为阴，凡是具有收敛功效的药物都有一定的治疗失眠的作用。睡觉称为阳入到阴，如果有一味药可以做到沟通阴阳，能够让阳很好地转化为阴，这味药一定具有治疗失眠的功效。

我们不妨推荐另外一味药，这味药的名字取的非常好，叫作夏枯草，它长得比狗尾巴草还要粗，还要结实，很像麦穗。我们都知道，春夏秋冬四个季节的特点是春生、夏长、秋收、冬藏。花草在春天萌发，在夏天疯狂生长。但夏枯草非常有个性，它偏偏在一年当中阳气最盛的夏天枯萎了。各位想想，一朵花的盛开为阳，凋谢枯萎为阴，夏枯草最明显的特点是在一年中大自然阳气最盛的时候偏偏转阴了，所以这味药在某种意义上能够很好地沟通阴阳，有把阳转化为阴的功效。因此，夏枯草也是可以治疗失眠的。夏枯草性稍凉，归肝经，对于现实生活中经常发牢骚，发脾气，有无名肝火的人，在用到酸枣仁、竹茹、灯心草这个代茶饮时，也可以再加入 1~2 朵夏枯草。而且夏枯草的味道不苦，比刚才有同学问的丹参要好喝。

再谈中医学之身、心、灵同治

咱们在讲失眠的时候提到了这个灯心草，说完灯心草不得不在今天的课程当中给大家分享一个小小的知识。昨天我在出门诊的时候，遇到一位失眠的病人来找我，她有着长期的失眠。她说在找我之前，已经看过很多不同的医生，中西药也都吃过，但是睡眠对她来说依然是一个非常痛苦的事情。她为什么来求诊于我呢？原因是她曾经的一位朋友来找我看过病，然后觉得祁老师医术、医德还算可以，于是就抱着试试看的态度来找我求诊。

我出诊基本都是一对一的诊疗，每一个病人的诊疗时间近 20 分钟。在聊的过程中，她竟然豁然开朗了。聊到最后，她对我说："祁老师，我今天听了您十几分钟的话，我觉得对我来说，在精神层面上已经起到了很大的宽慰作用。"

我是这么跟她讲的，我说："你一直在为失眠苦苦地懊恼，一直觉得睡不着觉就是你最大的痛苦，那么现在我们反过来思考，这样看似乎不太符合逻辑，但是却是真实存在的一个问题：每一个人为什么要睡觉？每一个人为什么要醒来？其实说白了你会发现，我们晚上的睡觉，就是为了第二天更好地醒过来。进一步说，也是为了第二天让我们过得更开心、更愉悦，更加能够投入到我们浩瀚无边、滚滚红尘的生活当中去。那么假如说，虽然我们睡好了，但是第二天我们依然不能让自己很开心地生活的话，那么睡觉的意义是不是就没有那么重要呢？"

这些话，她当时反思了很久，她觉得我说得有道理，她说："每一个人需要反思我们究竟为什么要去生活，我们究竟应该如何快乐，充满正能量地去生活。如果说第二天醒来，醒得非常痛苦，那么还不如让自己一直睡下去，对吗？"当时，她给我的反应很激动，她说："好的，祁大夫，现在我愿意接受您下一步运用针灸和药物的治疗，我会按照您给我规划的疗程给予配合。"

说到以上问题，各位也许都曾抱怨过，当我们去看病的时候，很多大夫在根本就不想多搭理你的情况下，三两分钟就把你打发走了。我也一直在反思这个问题，我总是觉得一名真正的大夫，除了看病之外，真正地能够和病人一对一地进行沟通和交流是多么的重要。尤其是对于当今社会中，承受着生活压力、工作压力、情感压力的人们。在多方压力集合的情况下，每一个人究竟需要的是大夫哪方面的治疗？

换句话说，一个真正的医生，应该做到在身、心、灵三方面同时调理。当下的很多医生，仅仅只能做到针对身体进行调理，但是你会发现，即使你把身体调理好了，也许他整个的生活体验依然还是很痛苦，那么这个时候究竟该怎么办？

所以，我想给大家灌输一种思想，大家虽然学习"家庭小药箱"这个课程，但是你们学的"巧选中成药，妙配代茶饮"永远只是一个"术"的层面。我希望你们能够明白，这只是行医过程中，非常浅显、非常低级、非常初级的一个层次。要想达到真正高级的层次，一定从在"术"的层面向"神"的层面上进军，只有做到了这种"身、心、灵"同步式的调理，那才是一个真正的"大家"。所以说我希望能够给各位带来一些不同的分享，告诉大家应该从医学的层面上不断地去探究、去思考以及去反思自己。

好了，关于失眠的问题我们来一个小结，咱们推荐了两个方法：第一个方法是代茶饮的方子，第二个方法是中成药。总之一个原则，治病是要治疗时代的病，并不是针对某一个人的病。所以在治病的过程中，你们需要意识到，当今社会的失眠症状是虚实夹杂、寒热并具的，单纯的补是不会见效的，除非这个人特别的虚，但是我坚信，这种人目前在社会当中存在的概率真的很小。

‹ 祁老师答疑区 ›

问题1：丹参、太子参和玄参能否治疗失眠？

祁老师：首先，这三种参的功效偏入心，有补也有泻的作用，这个方子应该也有一定治疗失眠的作用，但太子参价格偏高，况且从代茶饮的角度考虑，丹参味道不太好喝。

问题2：还是不懂为什么会阳不入阴？

祁老师：白天为阳，晚上为阴，阳主动，阴主静。人是日出而作，日落而息的。日出时大自然阳气开始生发，人也起床去适应大自然的阳气。到了晚上大自然的阳气开始转为阴，人体的节律也变为阴。阴主静，人的睡眠就是一种静的状态。如果不能够睡眠，证明阳不入阴，阳不能很好地转化为阴。阴阳是需要互为转化的，阴要转为阳，阳要转为阴。

我们再讲讲时辰的问题，从晚上五六点开始，天黑了阴气就越来越重，这样在午夜十二点阴气达到顶峰的时候一定会物极必反，阴极而转阳，阳气开始萌发，阳气的萌发称为"一阳初生"。当阳气继续生发，一直到太阳出来的时候，阳气开始逐渐升腾，直到第二天中午十二点午时的时候，阳气是最盛的，这是一天中阴阳相互转化的过程。子时是指晚上十一点到凌晨一点，是阳气最弱、阴气最盛的时候，是一阳初生的时候，人最好在子时入睡，这样可以进入到非常好的睡眠状态。

阴阳理论是中医学非常重要的理论基础，也是较难理解的部分，对于在座各位听"家庭小药箱"课程的同学，我不清楚在线的几百人当中，有多少是曾经感受过中医，了解过中医的。如果不太理解，没关系，我们会逐渐强化这样的意识，我不要求你们在一次课里把阴阳理论搞得非常清楚。也就是说，你不可能单凭这套小课程就成为一个高手或一代宗师。

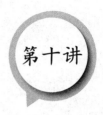

第十讲

"家庭小药箱"
之
虚损

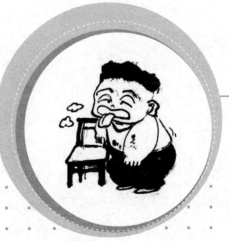

接下来和各位分享的是整个现实社会中很多人都有所体会的"虚了"的问题。我相信这个问题也是我们大家非常困惑的问题。很多人不管是看大夫也好，还是平时在生活当中和朋友聊天也好，尤其在男人之间经常会说自己虚了，甚至现在很多女生也会说虚了。当你说自己虚了的时候，一般情况下，我们把它理解为体力不支了，感觉自己的整个精神不足以支配每天的生活、学习和工作了。

说到虚的问题，我曾经从网络上摘抄过来《看客》当中的一幅图片，题目叫《疲惫的中国人》，副标题写着"在世人的眼中，中国人似乎不知疲惫，喧嚣和速度让人们学会了随时随地的入睡，就等一觉醒来马上继续追赶这个时代"。我们每个人感觉到自己虚的时候，到底是因为社会的原因，还是自身的原因？也许两者都有。这是整个社会在迫使着每个人向前跑，也是我们自己在糟蹋着自己的身体。

两三年前就已经有很多人在反思一个问题——当今社会中80后已经出现了很明显的早衰现象，很多80后已经明显感觉到自己出现了体力不支的情况。这样的情况下你究竟应该怎么办？你会发现，当很多人尤其是80后感觉自己虚了的时候，有些人选择不去管它，有些人选择健身，有些人选择看大夫。但是你会发现，当你去看病或选择药品的时候，会选什么药品呢？大多是些鹿茸、人参、韭菜籽等补阳、补肾、补肝的药。如果选中成药的话，有些人会吃附桂地黄丸、金匮肾气丸，吃过这些药后难道就真能不虚了吗？

其实你会发现很多人吃了这些药之后，不但没有让自己体力变好，反倒使自己的火更旺了。因为当你给自己一味地去补阳的时候，是否真的补上去了？有些人一补就流鼻血，反而火更大了。正如同咱们刚才所讲的这个道理，当今社会是一个追赶的年代，你追我赶，于是这个社会当中的人活得很焦躁。这个时候，如果你真的觉得自己每天的生活压力很大，精力不支，你在补的过程中也不能够一味地去用大量补阳的药，这样是很危险的、也是得不偿失的！

各位同学，如果你们觉得自己虚的时候，你们会用哪些药？我看到了党参、山药、红枣、炖鸡、黄芪……还有用艾灸疗法的。我敢说，如果是炖鸡汤，当归、黄芪对于很多人一定是不适合的，喝过之后，一定会出现很明显的上火症状。

那么对于这样一种虚的情况我们究竟该怎么办呢？我的建议非常明确，

那就是如果你真的需要调理身体，需要让自己补一补，你应该去找一些平补的药，这样才能使自己处于一种非常安全的状态当中，才能不让你的阳气过剩，也不让你的阴气消耗得过多。

虚损调养推荐 1：仙鹤草 30 克，紫苏梗 10 克，代茶饮

仙鹤草

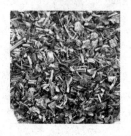

脱力劳伤、收敛止血、败毒抗癌

紫苏梗

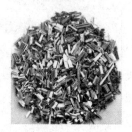

理气宽中、解鱼蟹毒

如何去找这类平补的药呢？看看我是如何帮大家选择代茶饮的，看看和你们曾经用过的那些补品会有哪些大的差异？我为你们定制的代茶饮是两味药——【仙鹤草 30 克，紫苏梗 10 克】。

接下来我们研究一下，我推荐的这两味药与之前你们想到的那些药相比，高明之处究竟在哪里？咱们首先说仙鹤草，来看这张图片，这是我们在药房当中能够买到的仙鹤草，属于干品，如果你见过它的鲜品，你会发现它长得很像羽毛，像是三瓣，样子很好看。

稍懂中医的人都知道仙鹤草被归为止血药，用在比如崩漏、带下等一系列出血性的妇科疾病中。在临床当中，我经常会用到仙鹤草，因为仙鹤草有很好的止血作用，况且仙鹤草的价格非常便宜，这也是我选择药品的另一个非常重要的原则。药贵的话，我基本上不会选。比如太子参，太子参我在临床当中从来没开过，人参我也从来没开过。当我完全可以用一些便宜的药去替代这些药的时候，为什么还要去用那些贵的药呢？

仙鹤草是一味非常好的止血药，它还有一个功效是脱力劳伤。很多地方管仙鹤草也叫脱力草。几十年前的农村基本上是缺医少药的，当地人干活干得很累，体力不支的时候，都知道用仙鹤草来煮水喝，就会觉得浑身都有劲了，说明民间知道这个草的功效。此外，仙鹤草还有一个功效是败毒抗癌，

这也是目前正在研究的功效，现在一些大夫在治疗肿瘤的过程当中，经常会用到仙鹤草。

仙鹤草的传说

大家是否觉得仙鹤草这个名字很好听呢？其实在中药里凡是被命名为"仙"字的药，一般都是被人们认为功效了得的药。在中药里带"仙"字的药除了仙鹤草，还有仙茅、威灵仙、仙灵脾等。当你们听到"仙鹤草"这个名字的时候，第一，你们是否觉得这个名字很好听？第二，你们是不是会想，既然叫仙鹤草是否和仙鹤有关系呢？那么究竟仙鹤草和仙鹤有什么关系呢？莫非是仙鹤吃的草就叫仙鹤草？这个中药名字的背后到底是有着一段怎样的渊源呢？

仙鹤草不仅是一味传统的止血良药，也有一段非常美丽的传说。传说很久以前，在长江中有一片小洲，叫鹦鹉洲。在它不远的地方有一座楼，这个楼就是后来的黄鹤楼。楼里住着一位老人，老人不仅懂医道，能行医，还是位得道的高人，天天在那儿修身养性，深受四方人士的敬重。

有一天，不知从哪儿飞来一只黄鹤，突然就掉在了楼前，发出一种凄惨的哀叫，众人围上前去，发现黄鹤满身是血，于是众人议论纷纷。有的说黄鹤一定是想飞回家乡，迷失了方向，然后掉了下来。也有人说黄鹤是受了伤，故意掉在这个地方，为了寻找一个能救它的人。这个时候老人闻声出了楼，看了看这只流血的黄鹤，便钻进了楼后面的山林里，不一会儿采来一把叶子，那叶子形似羽毛，上边还开着白灵灵的野花。老人将叶子做成药，撒在了黄鹤的伤口上，没过几天，黄鹤的血就止住了。

后来老人每天精心喂养，黄鹤很快就康复了。又过了些时日，老人突然向众人辞行，乘着黄鹤不知去哪里了？众乡亲猜测说老人已经成仙，黄鹤正是仙界派来迎接老人的。后人就把老人住的地方叫黄鹤楼，把老人给黄鹤疗伤的野草叫仙鹤草。又过了很多年，唐代有个著名的诗人叫崔颢，他在游历黄鹤楼时听到这个传说诗兴大发，留下了一首千古名诗《黄鹤楼》。

> 昔人已乘黄鹤去，此地空余黄鹤楼。
> 黄鹤一去不复返，白云千载空悠悠。
> 晴川历历汉阳树，芳草萋萋鹦鹉洲。
> 日暮乡关何处是？烟波江上使人愁。

妙配平补代茶饮

我们回到这个代茶饮中，仙鹤草有治脱力劳伤、平补的功效。补完之后为什么要加紫苏梗呢？用仙鹤草补过之后，可能会有"滞"，我们刚才说过，一味补阳可能上火，但是平补后可能会滞。我们要不留遗憾，让补进去的东西，能更好地往上下左右走，四通八达。所以我们就要加入紫苏梗，通过紫苏梗理气宽中，调畅中焦气机的作用，补而不滞，将仙鹤草平补的功效通达至全身。

另外，仙鹤草是一种草，紫苏梗也是一种草，它们的性状很相似，可以一起煮，或一起泡。如果我们用一种草配一种根茎类的药物，我会让大家先把根茎类的药物先煮一下，后下叶子煮。

为什么用紫苏梗而不用紫苏叶呢？相对于紫苏梗，紫苏叶的功效偏向于发汗解表，紫苏梗的作用则偏向于理气宽中。所以用紫苏梗配仙鹤草的这个配伍会更好一些。

◄祁老师答疑区►

问题：这个方子孕妇能用吗？

祁老师：完全可以用，因为紫苏梗本身就有安胎的作用。

虚损调养推荐2：千古名方——生脉饮

生脉饮。一次10~20毫升，一日2次。

功效：益气复脉，养阴生津。

用于气阴两亏，心悸气短，脉微自汗。

我们为大家选择的中成药——【生脉饮】是个千古名方，我们以同仁堂生产的生脉饮为例，每次10~20毫升，一日2次。方子由人参、麦冬、五味子三味药组成。

在现实生活中买到的生脉饮大多都是党参方，党参这味药是补气补虚的。我曾说过补得过了，就容易上火，而补气太过则"气有余便是火"。这时候增加麦冬和五味子两味药，其中麦冬具有养阴作用，五味子具有收敛作用。如果一个人经常虚，会出虚汗的话，你会发现五味子还有很好的止汗作用。生脉饮从理论的角度说是完全可以使用的，而且喝完之后也不会非常上火。以上是关于生脉饮的介绍。

祁老师答疑区

问题1：喝过生脉饮，没感觉到有很好的效果。

祁老师：喝中成药，你必须去坚持。另外如果你感觉到生脉饮效果并不好，仍建议你选择代茶饮。代茶饮的配伍比中成药的配伍更加精准，是我自己根据具体情况给予的相对个性化的调配，也是临床中反复验证过的方法。

- - -

问题2：阳虚体质，脾胃虚寒的人可以喝吗？

祁老师：可以喝。我在建议这些不同的中成药的时候，我会考虑到在一个安全的范围内让大家都能够使用。当然，如果你是偏阳虚，阳很虚的话，生脉饮的力量可能就不够了，因为生脉饮并不是一个补阳的药，它是个益气的药。如果你本身阳很虚，你就应该去补阳了。补阳不在咱们家庭小药箱的讲课范围内，因为不同的阳虚要用不同的药，而这里只是平补型的代茶饮，是可以相对长期喝的。

- - -

问题3：小儿盗汗可以喝吗？

祁老师：有些小儿盗汗并非一定是虚导致的。在很多时候，小儿盗汗完全是内热导致的。生脉饮是治疗虚证的，需确定孩子是虚吗？所以说，用药时千万不要只看到这个症状，就拿这个药用，一定要明白生脉饮这个药是治什么的？是益气复脉、养阴生津的。你的孩子真的需要益气复脉、养阴生津吗？

虚损调养推荐3：气血双补——人参归脾丸

人参归脾丸。一次1丸，一日2次。

功效：益气补血，健脾养心。

用于气血不足，心悸，失眠，食少乏力，面色萎黄，月经量少，色淡。

推荐给大家的第二款中成药叫作【人参归脾丸】，是很大的黑药丸子，其功效是益气补血，健脾养心。人参归脾丸针对的病机是心脾两虚。这个药不仅益气也调气调血，是气血双补的。也就是说，当你要调气补血的时候，可能会使用到它，其药性会燥一些、温一些，比生脉饮的药性要温热一些。如果你本身虚而且又有热，很想用人参归脾丸但是你又不想上火，怎么办？大家回顾一下上节课我讲过如何去服用附子理中丸吧，当你们用附子理中丸的时候，觉得温燥了怎么办？第一，我们可以把量改一改；第二，我们可以用栀子汤来送服。

好了，以上是和各位分享的治疗虚证的三个方法。

第十一讲

"家庭小药箱"

之

头痛

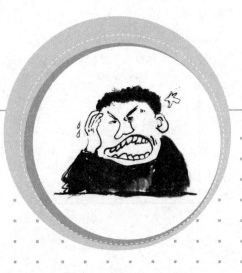

接下来分享的这个疾病是我们在日常生活当中，不管大人小孩都会出现的，就是头痛。甚至在生活中，当你们遇到一件非常发愁的事情的时候，也会出现头痛。如果只知道"头痛？来吧，吃头痛片"，就太初级了，作为一个家庭中医大夫，你应该去了解究竟如何正确的区分和认识头痛？应该如何正确用药？

根据和同学们的互动，我们可以得出这样的一个结论：头痛，可能是实证，也有可能是虚证。当你受了风寒，或受了风热，可能会产生头痛，这属于一个实证。但是如果你是不足的时候，比如气血不足了，气血不能够上供来濡养头部，也会产生头痛，对不对？那么接下来的分享我就会从不同的方面，给各位来详细地介绍头痛时我们该怎么办？

◈ 头痛之外感风寒型 ◈

辨证要点：遇风、遇寒疼痛加剧，或伴有头痛连及项背，苔薄白。

首先分享的第一个类型叫外感风寒型。外感风寒型是一个实证，辨证要点是遇风、遇寒的时候疼痛加剧，或者是伴有头痛连及项背，苔薄白。也就是说，外感风寒型头痛辨别的方法就是遇风遇寒的时候疼痛加剧，受风感觉更疼了，或者说伴有头痛连及项背，是感觉脖子还有后背都很疼很僵。这种情况也是很多人感冒时的症状，感觉到头痛、身上僵。

外感风寒型头痛推荐 1：川芎 10 克，荆芥 10 克，防风 10 克，代茶饮

川芎	荆芥	防风

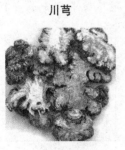 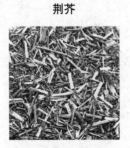 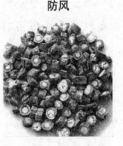

活血行气、祛风止痛　　　解表散风、透疹消疮　　　祛风解表、胜湿止痛

当判断是外感风寒型,我推荐给大家——【川芎 10 克,荆芥 10 克,防风 10 克,代茶饮】。

防风的作用,顾名思义是防止风邪入侵,它的作用是祛风解表、胜湿止痛,它可以祛风,还有止痛的效果。第二味药叫荆芥,荆芥大家应该都吃过,荆芥本身是药食同源的,和芥末的味道很像,荆芥的作用是解表散风。

川芎(xiōng)的作用是活血行气、祛风止痛,这一味药是这个代茶饮中的主药。在中医当中有句名言"头痛不离川芎,腰疼不离杜仲"。证明川芎是经常用于头痛的药,杜仲是经常用于腰疼的药,一个偏向于走头,一个偏向于走腰。其实川芎是可以通行全身的,从中医名家所说的"头痛不离川芎,腰疼不离杜仲"可以得知,川芎对于治疗头痛的效果更为突出。

把这三味药放在一起具有很好的活血行气,祛风解表,化邪止疼的作用。把川芎和防风这两味药先煮,然后再下荆芥。既然受了风寒,在用药的时候就要辛温一些,所以整个代茶饮的药性要偏温一些,目的是要发散解表,祛除风寒。这个代茶饮选自一个非常经典的中药方剂【川芎茶调散】,其中三味最重要的药就是川芎、荆芥和防风。

◀祁老师答疑区▶

问题:为什么不用荆芥穗?

祁老师:荆芥分荆芥全草,荆芥杆和荆芥穗。一般情况下大众用的荆芥是荆芥的全草。荆芥穗更偏向于走上、往上行,因为荆芥穗本身是长在顶部的,所以如果不想用荆芥,用荆芥穗也可以。

外感风寒型头痛推荐 2:风寒头痛之良药——川芎茶调颗粒

川芎茶调颗粒。一次 1 袋,一日 2 次。

功效:疏风止痛。

用于风邪头痛,或有恶寒,发热,鼻塞。

下面推荐的这款中成药就是【川芎茶调颗粒】。川芎茶调颗粒来自于【川芎茶调散】,把川芎茶调散做成了中成药。它的功效很明显,就是疏风止痛,用于风邪头痛。一次1袋，一日2次。也可以酌情自己掌握用量，比如一次1~2袋，一日2次。

◆祁老师答疑区

问题：感冒初期可以用川芎茶调颗粒吗？

祁老师：理论上是可以用的，但为什么不用之前推荐的感冒初期用药，却要用这个药呢？

◇◆外感风寒型头痛推荐3：经久不衰的中成药——正天丸◆◇

正天丸。一次6克，一日2~3次。

功效：疏风活血，养血平肝，通络止痛。

用于外感风邪、瘀血阻络、血虚失养、肝阳上亢引起的偏头痛、紧张性头痛、神经性头痛、颈椎病型头痛、经前头痛等。

再分享一款中成药，也是大家生活中应该必备的——【正天丸】。这是一款非常古老的药。其功效是疏风活血、养血平肝、通络止痛。

正天丸是日常生活当中常见的一款中成药，它的适应症也写得十分明确，用于外感风邪，受了所谓风寒之邪的时候用来治疗头痛。它不仅是用来治疗头痛的，还具有通络作用，还可以养血平肝。这款中成药能够经久不衰的原因可能就在于此吧！以上是第一类外感风寒型的头痛。

◆祁老师答疑区

问题：外感风寒型头痛用荆防颗粒是否可以？

祁老师：完全可以啊！因为我曾经说过这套小药箱课程讲完之后，同学们要达到的一个标准就是：一定要学会自己来判断，自己用药。你们完全可以在我推荐的基础上去变化，只要符合这类功效的药都可以拿来用，当你明理之后，其实我推荐的药只不过是一个代表而已。

❖ 头痛之风热上扰型 ❖

辨证要点：遇热疼痛加剧，或伴有其他"上火"症状。

现在来看头痛的第二个类型风热上扰型。当感受到风热时同样会感到头痛，风热上扰型辨证要点：遇热疼痛会加剧，或者是伴有其他的上火症状，是由于热导致的头痛，治疗时不仅要止痛还要清热。

风热上扰型头痛推荐1：菊花15克，桑叶15克，薄荷8克，代茶饮

菊花	桑叶	薄荷
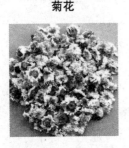	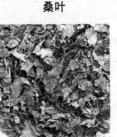	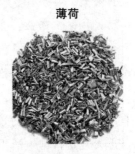
疏散风热、清肝明目	疏散风热、清肺润燥	疏散风热、清利头目

首先给大家推荐一个代茶饮——【菊花15克，桑叶15克，薄荷8克，代茶饮】。菊花的作用已经很明确，它具有疏散风热的作用。桑叶曾讲过霜桑叶，桑叶具有疏散风热的作用。薄荷疏散风热，还清利头目。当风热上扰时，治疗的关键一定要疏散风热，把风热疏散走头痛就好了。这个时候用菊花、桑叶和薄荷都是在把热往外散发，况且薄荷有清利头目的作用，直接使用具有一定的止痛作用。把这三味药放在一起直接泡水就可以了，所以治疗这类头痛的原理就是疏散风热。

风热上扰型头痛推荐2：芎菊上清丸

芎菊上清丸。一次6克，一日2次。

功效：清热解表，散风止痛。

用于外感风邪引起的恶风身热、偏正头痛、鼻流清涕、牙疼喉痛。

如果说要选择中成药的话就可以用【芎菊上清丸】，它是川芎茶调散颗粒的改良版。刚才讲过川芎茶调颗粒适用于风寒型的一些头痛，芎菊上清丸在川芎茶调散的基础之上进行了调配，使其具有了清热解表、散风止痛的功效。所以说芎菊上清丸相对来说也是一款很不错的中成药。

◈ 头痛之痰浊上扰型 ◈

辨证要点：头痛如裹，身重倦怠，舌苔白腻。

头痛的第三个类型是痰浊上扰型。痰浊上扰就是不通了，当不通的时候就会头痛，而不通很重要的一个原因就是痰浊上扰。我曾经在"被桑拿"篇章中讲过桑拿天湿气很重，属于痰浊痰湿内扰的情况。

痰浊上扰辨证要点是：头痛如裹、身重倦怠、舌苔白腻。头痛如裹在"被桑拿"的时候讲过，湿气很重，因为有湿，有痰浊，头上像被裹了什么东西似的。明白痰浊上扰的辨证要点之后，在治疗上就应该重点想办法祛除痰浊，化湿，从理论上来考虑，藿香正气水应该是管用的。

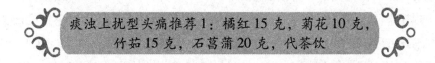

痰浊上扰型头痛推荐1：橘红15克，菊花10克，竹茹15克，石菖蒲20克，代茶饮

橘红 菊花

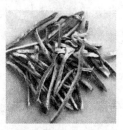 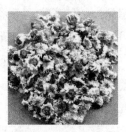

散寒燥湿、利气消痰　　　　　　　疏散风热、清肝明目

竹茹

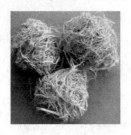

清热化痰、除烦止呕

石菖蒲

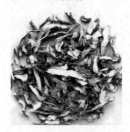

化湿和胃、开窍宁神

首先给大家推荐个代茶饮——【橘红 15 克，菊花 10，竹茹 15 克，石菖蒲 20 克，代茶饮】。

我们曾经讲过橘红和陈皮的区别，橘红的作用就是散寒燥湿、利气消痰，直接针对痰湿来进行配伍的。菊花是疏散风热的，竹茹是清热化痰的。唯一我们没讲过的是石菖蒲，石菖蒲的作用我更多地偏向于化湿和胃，也是醒脑开窍的药。因为石菖蒲是化湿和胃的，吃完之后胃口好，还开窍凝神。这个"开窍"开的是脑窍，尤其针对那些觉得自己经常容易脑子迷糊、感觉脑子不清醒的人，石菖蒲是非常好的一款药。

现在来考虑下痰浊内扰应该怎么来用药？先来分析下这个代茶饮的配伍。橘红本身可以祛痰浊，石菖蒲是化湿化痰，竹茹也在化痰，那么菊花没有任何化痰的作用，为什么要用菊花呢？是"反佐"！当看到痰浊瘀堵的时候，你必须要想到痰浊瘀堵的同时，可能会出现郁而化热的情况。所以你在用药燥湿化痰的时候，要想到去稍稍清热，于是我们用到了菊花来疏散风热。竹茹的功效不仅化痰，也可以清热。所以说配伍当中必须要兼顾各要素，不能只顾眼前，一定要想到下一步会发生什么，甚至要想的更多。

说到这点，举个非常有名的例子，来自于东汉名医张仲景的。张仲景说过一句名言"见肝之病，知肝传脾，当以实脾为先"。这句话就体现了张仲景在看病过程中不是只看了一步，他还看到了后续很多步。"见肝之病"，本身是肝的病，但是我必须要想到肝的病有可能会影响到脾，所以说我要"当先实脾"。在五行当中，肝为木，脾为土，木和土本身是相克的关系，（肝）木是克（脾）土的。也就是说，当你看到一个有肝病的人，你要想到他有可能脾胃出问题了。所以说"见肝之病，知肝传脾"，你应当先实脾，要先把脾胃保护好了再说，明白吗？回到我们刚才的问题上来，我们见痰化痰，要先想到痰有可能会化热，在用药的时候，要兼顾清热。以上是给大家分享的一个代茶饮。

痰浊上扰型头痛推荐2：健脾利湿——眩晕宁颗粒

眩晕宁颗粒。一次8克，一日3次。

功效：健脾利湿，益肝补肾。

用于痰湿中阻、肝肾不足引起的头昏、头晕。

接下来给大家推荐一款中成药——【眩晕宁颗粒】，其功效是健脾利湿，主要用于痰湿内扰。眩晕宁颗粒本身就是化痰的，所以你以后去选择不同的中成药来治疗头痛时，要做到有的放矢啊！按照说明去服用就行了，一次8克。

❖头痛之气血亏虚型❖

辨证要点：体质弱，头痛隐隐，劳累后疼痛加重，神疲食少。

气血亏虚的辨证要点是体质弱，头痛隐隐，劳累后疼痛加重，神疲食少。比如说，本身体质比较弱，痛的时候是隐隐痛，神疲食少，平时就感觉到精气神不足。你要区别不同的痛，比如说，头痛的时候有像针扎一样的疼痛，这种是刺痛。还有火烧火燎的痛，还有这种所谓隐隐的痛。劳累后疼痛加重，就是说累了之后感觉痛得更厉害。

那么治疗的时候该怎么办呢？我们着重去补养气血，然后治疗头痛。但是说到了补养气血的问题，你应该知道当你去补虚的时候，必须要考虑到补虚不能补得太过。因为"气有余便是火"，你不能走另外一个极端。现在虚了我赶快去补，补气补血补阳，结果补完之后，"啪"，流鼻血了。所以在补的过程中，必须要量力而行，切记，不能从一个极端走到另一个极端中去。

气血亏虚型头痛推荐1：酸枣仁30克，龙眼肉30克，木香10克，川芎10克，代茶饮

酸枣仁

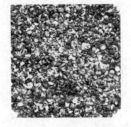

宁心安神、养肝敛汗

龙眼肉

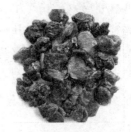

补益心脾、养血安神

木香

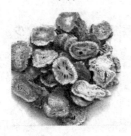

健脾消食、行气止痛

川芎

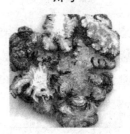

活血行气、祛风止痛

　　我给各位推荐一个针对气血亏虚型头痛的代茶饮——【酸枣仁30克，龙眼肉30克，木香10克，川芎10克，代茶饮】。

　　首先，咱们看下酸枣仁，酸枣仁的作用是偏补、有收敛的作用。也就是说酸枣仁它不仅是偏补，而且收敛安神。为什么要安神呢？我们都知道，当头痛的时候，很多人都会说，好孩子，先睡一会儿，休息一会儿可能头痛就好了。为什么？你睡觉的目的就是为了养阴精啊！所以说治疗头痛的时候，特别是这种本身虚证的头痛，你要想到帮他去养。养的话，酸枣仁的功效不仅帮助补养，还让他去安神，让他更好地睡觉，才能更好地去生发他的气血。

龙眼肉的作用也是这个功效，龙眼肉和酸枣仁的功效几乎如出一辙。第一，具有补养作用；第二，也有安神作用。两个药放在一起，你会发现是安神补养的功效。但是你要想到，补有可能会上火，有可能会滞。木香是行气的，行气止痛。用木香的通来进行疏导，预防补了之后会滞。如果不想用木香，你可以用紫苏梗。那最后一味药川芎呢？就很明确了，活血行气、祛风止痛，就是为了针对症状来进行治疗的。

你会发现，纵使我这么配伍，这个方子整个的药性还是有那么一点点偏温。所以说，不管大人还是孩子在吃过之后觉得有点上火该怎么办？你还可以去反佐，加点菊花。山楂行吗？山楂是不行的，山楂不清热，是消食的。如果消食的话，我认为木香就够了，为什么还要再多加一味山楂呢？况且山楂不行气。我用木香，不仅消食了，还行气了，因为补了后要行气呀。以上是给各位分享的一个中药代茶饮。

祁老师答疑区

问题1： 熬夜之后头痛是不是这种情况？

祁老师： 完全是这个情况啊！白天为阳，晚上为阴，熬夜，熬的是什么呀？熬的是阴精啊！阴精是什么呢？阴精是血呀，精血同源，血又能化气，气又能化血，你消耗太过那不就是气血亏虚吗？

- -

问题2： 代茶饮要喝多长时间？

祁老师： 代茶饮需天天喝，喝到头部感觉好转为止。对于一些慢性病，基本上代茶饮喝1~2周会见效。

气血亏虚型头痛推荐2：千古名方——补中益气丸

补中益气丸。一次8~10丸，一日3次。

功效：补中益气。

用于体倦乏力，内脏下垂。

我推荐给大家的一款中成药叫作【补中益气丸】。这是一款经典老药，是金元四大家之一李东垣创立的一个千古名方，具有补中益气的作用。当你看到一个人气血双虚的时候就用补中益气丸，它是偏走脾胃的。你会发现这个补中的"中"是指中焦，补中焦脾胃。

为什么要补中焦啊？一个人的气血从哪里来？我们说脾胃是气血生化之源，后天之本，把脾胃给强壮起来了，自然气血就会来。所以通过这个思路，我们会得出另外一个结论：**如果你气血亏虚的时候，去找大夫治病，你的大夫一直在给你补气养血，在我看来这并非高明的大夫，一个真正高明的大夫应该是帮你来调理脾胃。因为把你的脾胃调理好之后，你的脾胃自然就会运化水湿，就会化生气血。**也就是说，一个真正的好大夫，应该是帮你把身体调理到相对来说正常的功能状态，然后靠你自身的力量，靠你身体的自然生发之力来进行造血，来进行补阳。

比如说，现在有很多贫血的病人找我看病，我在药方中没有用阿胶，我从来没有给病人开过阿胶去补血，虽然我知道阿胶补血效果很好。更大程度上我会帮病人调理脾胃，把脾胃调理好之后，我基本就会停药了。我认为脾胃功能已经强健了，不用吃药了，回去之后你只用好好吃饭，好好睡觉就可以了。一开始他不吃药时，也许血的各项指标还没有完全上来，但是我相信，只要他的脾胃调好之后，随着脾胃功能的强健，血的各项指标就会通过饮食的调整随之得到改善。因为中医讲，脾胃为后天之本，气血生化之源，所以调血往往最终还是要落在脾胃的调理上。大家千万不要认为，一个人贫血的时候，要让大夫多开些补血的药，血的各项指标就上来了。错了！记住：你身体的血是靠你自身运化而来的！

一个人生病的时候，永远要记住，要调动起自身的抗病能力，这才是治病的根本。我经常和大家讲"治病必求其本"，就是说大家在面对不同的病症时，一定要去认真地思考它本质上的医理所在。我会不断的继续强化"治病必求其本"的思想，以及我们对每一个病症思考的方向所在。以上分享是从【补中益气丸】这个千古名方中得到的启示。

气血亏虚型头痛推荐3：养血清脑颗粒

养血清脑颗粒。一次1袋，一日3次。

养血平肝，活血通络。

用于血虚肝亢所致的头痛，眩晕眼花，心烦易怒，失眠多梦。

　　咱们继续往后分享，推荐给大家的下一款药中成药是【养血清脑颗粒】。它的作用是养血平肝，适用于血虚导致的头痛。当气血亏虚的时候可以选择养血清脑颗粒。

　　好了各位，以上所讲解的内容是有关头痛的篇章，此篇章中分享了我们该如何正确处理针对不同的层次、不同类型的头痛。到此结束！

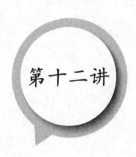

第十二讲

"家庭小药箱"

之

痛经

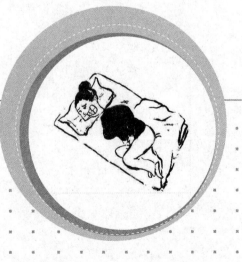

痛经困扰着很多女同胞，尤其在疼痛厉害的时候。有些女性在痛经时经常会吃止疼药，但是你会发现只是暂时的缓解，之后还是会疼，甚至有些人疼得死去活来。相信很多人在生活中对待痛经会有很多不同的方法，接下来，我将从中医的角度，给各位详细解读一下痛经时我们究竟应该怎么处理。

首先我们还是要讲医理。痛经的机理是什么？什么样的原因会导致痛经？接下来对于痛经的详细解读，我想分为两个板块，第一大板块叫"不通则痛"，这个偏指实证；第二个板块叫"不荣则痛"，这个偏指虚证。

❁ 痛经之不通则痛 ❁

辨证要点：冷痛拒按，得温则减，经血紫暗或伴有血块。

不通则痛，给大家一个辨证的要点，什么样的疼痛可以归为不通呢？冷痛拒按，感觉到疼，得温则减，经血紫暗或伴有血块。不通的时候，一般情况下，最常见的症状是月经颜色比较深、呈紫暗色，或者有血块，甚至腹部有点拒按。但是拒按这点在临床当中并非全部如此。你会发现尽管有些人月经颜色暗，但是她也喜欢按，按起来会舒服一些，因为太疼了。那么大家来考虑一下，"不通则痛"的时候，为什么"得温则减"呢？那是因为**温则通，通则不痛**。这种情况下，我们最重要的方法是要通经活络、通经活血，要解决"瘀堵"的情况。

不通则痛推荐 1：艾叶 8 克，香附 15 克，益母草 20 克，代茶饮

艾叶	香附	益母草

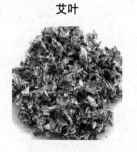 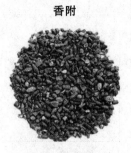 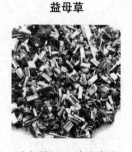

理气血、逐寒湿	疏肝解郁、调经止痛	活血调经，利尿消肿

首先给大家推荐第一款代茶饮——【艾叶 8 克，香附 15 克，益母草 20 克，代茶饮】。

艾叶曾经给大家讲过，艾叶性温、理气血、逐寒湿。现在的"不通"很多情况是寒湿、寒凝导致的不通。香附的功效是疏肝解郁、调经止痛。疏肝解郁，调的是气，疏肝调气之后气机通畅就通了。益母草的功效是活血调经、利尿消肿，它具有通利性质。

为什么选择这三味药呢？用艾叶的温，用香附的理气，用益母草的利尿消肿来活血调经。况且益母草的药性偏平、甚至稍凉一些，可以反佐艾叶的温性。所以整个方子，不温不燥，或者说只稍稍偏温那么一点点。也就是说，不管你现在是宫寒型的，还是内有较多瘀热的，都可以拿来用。艾叶和益母草，一个偏温，一个药性稍凉一些，互相反佐。另外，用香附来疏肝解郁，调经止痛，行了气就能够更好的通。所以说，这个代茶饮在使用时，只要痛经就可以拿来喝，要比简单的喝红糖水有用得多！简单用红糖水的功效要远远小于这个代茶饮。这是给各位分享的艾叶、香附和益母草的代茶饮。

祁老师答疑区

问题 1：经期可以喝吗？

祁老师：治疗痛经，经期完全可以喝。

问题 2：艾叶、红藤、火麻仁这些药有点苦，可以加点什么？

祁老师：可以加点冰糖。

问题 3：此方适合月经量少的情况吗？

祁老师：这个方子不是补气血的方子，咱们现在讲的痛经，没有讲经量变少，但至少不会影响到经量。不会说因为你经量少，一喝这个药月经没有了，不可能。它不是着重去调补你的气血，而是止疼的。

不通则痛推荐 2：老牌痛经良药——妇女痛经丸

妇女痛经丸。一次 50 粒，一日 2 次。

功效：活血，调经，止痛。

用于气血凝滞，小腹胀疼，经期腹痛。

如果不用代茶饮的话，我们可以选择【妇女痛经丸】。这个药是一款老药，有活血、调经和止痛的作用。它就是用于活血化瘀的，用于气血凝滞（不通）。这款药在各地都能买得到，经久不衰几十年。我记得我母亲告诉我，在她那个年代就知道有这个药。

不通则痛推荐 3：益母草颗粒

益母草颗粒。一次 1~2 袋，一日 2 次。

功效：祛瘀生新。

用于月经量少，后错，经来腹痛。

不通则痛的痛经，推荐的另一款中成药是【益母草颗粒】，这个药也是大家在日常生活中常见的。益母草颗粒的主要成分是益母草，益母草可活血调经。这个药可活血化瘀，还有一定的补养气血的作用，对于月经量少有一定功效。

❖ 痛经之不荣则痛 ❖

辨证要点：小腹疼痛，喜揉喜按，经血色淡或经血量少。

接下来，我跟大家重点分享的是"不荣则痛"的病症。不荣是所谓的气血亏虚、不足以濡养。辨证要点是小腹疼痛、喜揉喜按、经血色淡或经血量少。这是一个非常明确的辨证要点。不荣的时候，就是气血本身不足，不足以濡养。要么是经血色暗，要么是经血量少。我们在治疗的时候，不仅要想办法止痛，还要补养气血。

不荣则痛推荐1：仙鹤草30克，鸡血藤15克，桑椹15克，代茶饮

| 仙鹤草 | 鸡血藤 | 桑椹 |

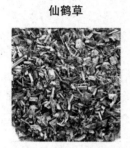 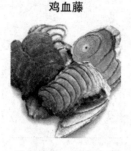 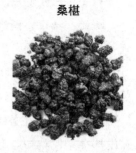

脱力劳伤、收敛止血、败毒抗癌　　活血补血、调经止痛　　滋阴补血、生津润肠

首先给各位推荐第一款代茶饮——【仙鹤草30克，鸡血藤15克，桑椹15克，代茶饮】。

大家是否还有印象，咱们曾经讲桑叶的时候，我讲过，桑树一身全是宝，其中也讲到了桑椹。我们为什么要用桑椹，我一会儿给大家解释。

仙鹤草的功效是脱力劳伤，具有补虚的作用。但是仙鹤草也具有收敛的作用，在经期用仙鹤草会不会影响经量呢？为了避免这种情况发生，我就用了鸡血藤来反佐。鸡血藤的作用是活血补血、调经止痛。鸡血藤这味药是我在临床治疗妇科疾病中常用的一味药，不仅具有活血调经的作用，还能补血、止痛。这是一个很难得的一箭三雕的药——活血调经、补血、止痛。

桑椹的功效是滋阴补血。一看桑椹的颜色就感觉它会偏补一些——黑色入肾。它并不仅仅是补血，还有补肾的作用。妇科疾病一般和肝脾肾三脏有关，其中肾为先天之本，肝藏血，脾统血，另外肝又调畅气机，所以在临床上，妇科疾病往往和这三个脏器密切相关。桑椹这个药补肾、滋阴、补血。你会发现整个方子相对来说以补为主，但是补过之后会生燥吗？其实不会的，因为这三味药都不属于温燥的药，我并没有选大补的药，所以还对应了我所讲的："所有代茶饮必须保证安全有效！"在安全的基础上再去有效！

有同学问，祁老师，你讲的所有家庭小药箱的方法，我们喝了之后如果没用怎么办？没用的话我们应该怎么考虑呢？第一，有可能你辨证不对，是你用药用错了。第二，小药箱所讲的代茶饮或者中成药已经不足以解决你的问题，你需要去就医。

家庭小药箱的目的是为了让我们大家了解自己的身体，了解家人的身体，帮助我们做最初级的判断及治疗，而不是说，有了家庭小药箱你就完全可以不用求医，只是说可以帮你减少去求医的次数。

不荣则痛推荐2：乌鸡白凤丸

乌鸡白凤丸。一次1丸，一日2次。

功效：补气养血，调经止带。

用于气血两虚，身体瘦弱，腰膝酸软，月经不调，白带量多。

如果不用代茶饮，我给大家推荐一款中成药——【乌鸡白凤丸】。乌鸡白凤丸就是用于气血两虚、调补气血、补气养血的一个中成药，男士如果出现气血两虚的时候也可以吃。

不荣则痛推荐3：八珍益母胶囊或八珍益母丸

八珍益母丸。一次50～60丸，一日2次。

功效：益气养血，活血调经。

用于气血两虚兼有血瘀所致的月经不调，症见月经周期错后、行经量少、精神不振、肢体乏力。

除了这个乌鸡白凤丸外，我再给大家推荐一款中成药——【八珍益母胶囊】或者【八珍益母丸】。八珍益母丸来自于八珍汤，八珍汤由两个方子组成——四君子汤和四物汤。四君子汤是调气的，四物汤是调血的，因此八珍汤是调气又调血、气血双调的。况且八珍益母丸又在八珍汤的基础上加了益母草，益母草活血调经。因此八珍益母丸的药效非常好，具有益气养血、活血调经的作用。这个药男士也可以吃，只要是身体出现气血双虚，都可以用八珍益母丸。八珍益母丸和乌鸡白凤丸的功效几乎大同小异。这是给大家分享的治疗痛经的情况，不论是经前还是经后都可以用，和月经的前后没有关系。

祁老师答疑区

问题：月经淋漓不尽的问题怎么办？

祁老师：淋漓不尽要么是"崩"，要么是"漏"，这个问题在本套课程中不讲，因为崩漏的原因很多，不能光靠简单的止血来解决。所以崩漏情况建议去就医，尤其是对于"崩"。如果是简单的"漏"，有些时候我们可以参照所讲过的痛经篇章。因为肝藏血，脾统血，脾不能统血时就会出现"漏"的情况，你可以去补养脾胃，调理脾胃，调理气血。但如果"崩"的话，我建议直接就医，这不是一个可以小打小闹的问题。

好了，关于"痛经"的篇章我们就分享到这里。

第十三讲

"家庭小药箱"

之

原发性高血压

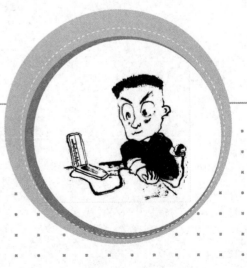

　　大家应该都知道高血压，但是什么叫原发性高血压？基于目前医学的发展水平和检查手段，如果说能够发现导致血压升高的确切原因，我们称之为继发性高血压。比如说，这个人心脏出问题了，进而引起了血压的升高；某一个人肾脏出问题了，进而引起了血压的升高；这个人因为肝脏出了问题，进而引起了血压的升高等。反之，如果说不能发现导致血压升高的确切病因，则称之为原发性高血压。

　　我们今天的分享，将只针对原发性高血压，就是无法发现确切病因的高血压。因为如果是一个继发性高血压的话，我们应该针对发病的原因进行治疗，如果你把确切的病因给解决掉的话，那么血压自然就降下来了，对不对？但是在现实生活中，我们发现大部分的高血压都是原发性高血压。

　　有这样一个数据，继发性高血压只占到高血压人群的5%～10%，换句话说，将近90%的高血压病人都是原发性高血压，是没有非常确切的病因的。这似乎打破了很多人的固有认知。很多人说，我身边全是高血压的人，为什么高血压连原因都找不着？医学是一个不断发展、不断前进的科学，到目前为止，我们对于高血压的认识还非常不足。也许再过100年、200年、300年之后，人们就知道高血压是什么原因引起的了。

❖ 一墙之隔的科学与迷信 ❖

　　我们也许会听到一些抨击，说中医是非科学的。那么，该如何用科学的理论来鉴定中医的科学性和真实有效性呢？关于这点，我本人有这样一个体会，也是我亲身经历的一件事情。2014年中国承办了APEC会议，当时我非常有幸作为中国唯一一位中医代表去参加其中的全球卫生组会，并代表中国在会上发表主题演讲。当时有很多来自不同国家的人在共同探讨中医的话题，其中有一位参会人员向我提问，他问我如何来证明中医的科学性？中医很多东西看不见，摸不着，你怎么来证明它就是科学的？我记得当时我说的一句话非常明确，后来在很多媒体报道中能看到我当时所说的原话：

　　So, what's the real science? Should we call something unscientific when we can't see clearly? Instead of TCM is unscientific, but may be the current science can't reach the TCM level. （那么什么才是真正的科学呢？难道我们看不见的东西都是不科学的吗？不是中医不科学，也许是现在的科学还赶不上中医。）

难道看不见摸不着的东西就不是科学的吗？现实生活当中我们看不见，摸不着的东西太多了，你就能认为它是迷信吗？再说了，在我们的意识形态领域，究竟该如何来界定科学和迷信之间的界限？其实在我看来，科学和迷信之间，也许没有非常明确的界限，也许只有一线之隔。迷信跨过来就是科学，科学跨过去就是迷信。也许我们一百年前被认为科学的东西，现在证明它是迷信。换句话说，我们现在被认为的科学，也许一百年之后就是迷信。科学和迷信之间，其实并没有明确的界限，对吗？所以，人类进步就是一个不断去认识自然、改变自然、探索实践的过程。

◈ 高血压的分级标准 ◈

回到高血压的话题上，刚才我讲到，目前医学对高血压的病因不明，那么我们只能够猜测导致原发性高血压的原因有哪些。我们先来看一张高血压分级标准的表格。

分　类	收缩压（mmHg）		舒张压（mmHg）
正常血压	<120	和	<80
正常高值	120~139	和/或	80~89
高血压	≥140	和/或	≥90
1级高血压（轻度）	140~159	和/或	90~99
2级高血压（中度）	160~179	和/或	100~109
3级高血压（重度）	≥180	和/或	≥110
单纯收缩期高血压	≥140	和	<90

给各位来参考一下，目前国际上对于高血压分级的标准，分为以下几个等级：正常血压，收缩压是小于120mmHg，舒张压是小于80mmHg，请注意中间的连接是"和"。正常的高值，指的是收缩压120mmHg至139mmHg，舒张压80mmHg至89mmHg，中间的连接是"和"或者"或"，也就是"and"或"or"。这个时候，大家应该明白，正常的血压应该是两者必须同时具备，收缩压在小于120mmHg的同时，舒张压要小于80mmHg。咱们再来看高血压，高血压的标准是收缩压大于等于140mmHg，舒张压大于等于90mmHg，而现

在它中间的连接是"and"或者是"or"，那么这个时候，你就会发现，只要符合了其中的一点，就可以被评判为高血压了。

咱们举个简单的例子，假如说某人的收缩压是142mmHg，舒张压是80mmHg，他的舒张压本身并不高，但是收缩压高了，依然被评判为高血压，对吗？好了，当你明白了这个道理之后，依此类推，咱们再来看高血压的三级分类。一级高血压、二级高血压和三级高血压，分别是轻度、中度和重度。我们看轻度的高血压，也就是一级高血压，收缩压在140mmHg至159mmHg，舒张压在90mmHg至99mmHg，他中间连接号依旧是两者同时具备或者是只用一个符合就可以了。二级高血压指的是中度高血压，他的收缩压在160mmHg至179mmHg，舒张压在100mmHg至109mmHg，这个也是两者具备其一即可评判。三级高血压，也是重度高血压，它是收缩压大于等于180mmHg，舒张压大于等于110mmHg。这个同样是两者具其一即可评判。最后这个是单纯性收缩性高血压，咱们可以不予关注。

◈ 如何看待西医的检验指标 ◈

以上是一个国际化的指标，很多人会问我说，祁大夫，你如何看待一些西医的不同指标？我的回答非常明确，作为一个中医大夫，我从来没有反对过西医，不仅不反对，对于任何一种医学，我都会非常的尊重。在我看来，一个优秀的大夫，应该要努力为病人找到一个合适的治疗方案，而不是去排斥任何一门学科。我不仅尊重西医，其他任何一种医学，包括苗医，藏医，只要存在的医学，我都会表示尊重。但是其他医学带给我的一些不同的标准，我会把它作为一种参考，我不会把它作为唯一的依据。换句话说，以上这种标准只是一个参考，但是不会把它作为降压的唯一依据。

举个例子，你会发现，在中国有一些农村地区的老百姓，他们的耐受能力真的非常之强。他们一辈子可能从来没有量过血压。后来不经意间被一个大夫量了一次血压，突然发现自己的血压很高。比如血压一直保持在收缩压150mmHg，舒张压100mmHg这样的数值，但你要问他有什么不舒服吗？他会说我一切都很好，我没有任何的不舒服。出现这种情况时，你究竟要帮他降还是不降？我的建议是，你必须要参考他本身的感受，必须要两者兼顾。一个人不能仅仅活在指标当中，更重要的是要让他活在感觉当中。如果他的感觉一直很好，那么你在降血压的过程中，必须要量力而行，你要考虑降下来之后他是否舒服。言外之意，他本身已经非常适应高压 150mmHg，低压 100mmHg 的状态，如果你突然把血压降下来，他真的会非常舒服吗？

❖ 为什么会有高血压 ❖

虽然目前医学对高血压的病因还非常不明确，但对高血压的成因有一些不同的学说和推测，可能会与以下几种因素有关：第一是遗传因素，第二是高钠膳食，第三是超重和肥胖，第四是饮酒，第五是精神紧张。这是目前医学界对于原发性高血压成因推测中最常见的五种解释。当然除此之外还有很多未知的原因，咱们来一一进行分析。

第一是遗传因素，如果你的家族中有高血压病史，那么你患高血压的概率就比其他人高。第二是高钠膳食，目前很多医学资料都证实，长期摄入盐和钠非常多的人群，他们血压升高的比例非常之大。第三是超重和肥胖，现在统计结果发现，如果一个人的体型偏胖，甚至超重，常会引起他的血压升高。第四是饮酒，饮酒也被认为是导致血压升高的原因。最后一点是精神紧张，我们生活中经常会听人说"哎呀，我一紧张，血压都高上去了"，这点在很多人身上可以得到验证。但是，你会发现以上五种因素，也只是至今为止医学界对于高血压成因的推测，而这种推测未必适用于所有人。换句话说，也许有些人一辈子饮酒或者肥胖，血压也一直没有高过。所以这只是医学上对高血压成因的大致判断和推测。

❖ 中医阴阳理论对高血压成因的分析 ❖

对于高血压的治疗，所有的医学都是在考虑针对症状治疗。血压高了不知道原因，就开始努力地去降血压，降数值。但是究竟怎么降、从哪些角度入手呢？咱们来分析一下机理，看中医是怎么认识高血压的。简单地讲，血压就是人体的血液对血管所产生的压力。中医讲，人的气血在脉中运行，什么样的因素可以导致所谓的气血、血液对血管的压力过大呢？其实，血压升高，从中医角度大的方面来讲，可以分为两个原因，一个是实证，一个是虚证。

所谓实证，就是某些原因导致了血液对血管的压力增大。比如说一股强大的推动力使血液突然流速加快，从而对血管产生了一定的压力，我们称之为实证。那么这种实证的推动力来自于哪里？来自于阳，我们说阳主动，阴主静。既然阳主动，当阳非常盛的时候，就可能导致血压升高。

如果说阳非常盛而导致了实证，那么虚证究竟该如何来判断？我们有必要来回顾一下阴和阳的理论。在讲到失眠的时候我曾经解释过阴和阳的理论，我们经常说阴阳的平衡造就了一个人的整体健康状态。阴和阳不平衡的话，就会导致不同疾病的发生。

大家先在脑海中浮现一张两个水柱的画面，我们把这两个水柱，一个称为阳，一个称为阴。第一种情况，当两个水柱一样高，也就是它们之间是平衡的，这个时候即是阴阳平衡的状态。第二种情况，当阳上升了，这种情况是阳过盛了，这时叫实证，因为它是真实可见的增长。第三种情况是阴盛，就是当阳不动时阴突然增加了，这也是一种实证，是看得见摸得着的。我们对这种真实可见的上升态势，称之为阳盛或阴盛，这都是实证。第四种情况，比如说都是 10 毫升高的水柱，现在阳一边的水柱往下降了而阴一边的水柱没有变化，这就是阳虚了，也就是在阴为正常的状态下，阳气虚了。当阳虚的时候一定叫虚证，但你会发现阳虚会导致相对的阴盛了，于是我们叫阳虚则阴盛。第五种情况，阳不动阴往下走了，就是阴虚。阴虚会导致相对的阳盛了，这叫作阴虚阳亢。

我们来分析一下，当一个人血压高的时候，那就是血液突然之间对血管的冲击力大了，言外之意，阳的能力变强了。那么阳变强了，大致上至少应该有以下两个原因。第一种原因是实证，实际上是阳亢，就是单纯的阳亢，也就是阴不虚但是阳亢了，这叫实证。在这种情况下，血液在阳亢的推动下，对血管产生了更大的冲击力，导致了血压的升高。第二种原因是当阴虚的时候，相对来说的阳亢，也依然会对血管产生一种阳动的趋势，也会导致血压的升高。所以说，高血压的评判，大致分为两种情况，一种称之为实证，另一种称之为虚证。实证叫阳亢，虚证叫阴虚阳亢。

◈ 高血压之肝火上炎型 ◈

辨证要点：眩晕头痛、心烦易怒。

第一种情况，我们叫作肝火上炎型。肝火上炎型就是所谓单纯的阳亢，很多人会说，肝火旺了血压就容易升高。当肝火旺的时候，它的辨证要点是眩晕头疼、心烦易怒，这两个判断标准对各位来说应该不是很难理解。对于这种肝火上炎的高血压来说，我们治疗的方案要永远落在降肝火上。究竟我们如何降肝火来达到降血压的目的呢？

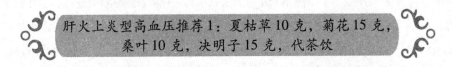

肝火上炎型高血压推荐1：夏枯草10克，菊花15克，桑叶10克，决明子15克，代茶饮

夏枯草

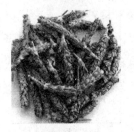

清肝泻火、散结消肿

菊花

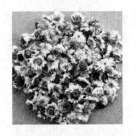

疏散风热、清肝明目

桑叶

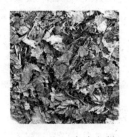

疏散风热、清肺润燥

决明子

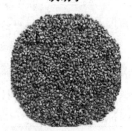

清肝明目、润肠通便

首先祁老师给各位推荐第一款代茶饮——【夏枯草10克，菊花10克，桑叶10克，决明子15克，代茶饮】。

我们来分析一下这个代茶饮的机理。夏枯草，顾名思义，夏天枯萎的草，长得很像麦穗，又没有麦芒。在夏天这一年中阳气最盛的时候，它偏偏枯萎转阴了，所以夏枯草具有非常明确的由阳入阴的功效。因为上为阳、下为阴，当肝阳上亢的时候，我必须要把这个阳潜下来，这叫引阳入阴。而夏枯草刚好具有了这样一个特点。所以，它在某种意义上具有很好的降血压的作用。从中医的角度来说，夏枯草的作用是清肝泻火、散结消肿。清肝泻火是它最大的一个功效，另外它还有散结消肿的作用。例如在治疗乳腺增生的时候，我经常会用到夏枯草这味药。因为中医中乳房属肝、乳头属胃。乳腺增生的时候也需要散结消肿，所以，夏枯草我也经常会用到。第二味药是菊花，它的作用是疏散风热、清肝明目，入肝经。桑叶的作用是疏散风热、清肺润燥，霜降之后的桑叶是最好的。最后一味是药性寒凉的决明子，它有润肠通便的功效，因为它的药效是往下走的。它是通过清肝的作用来润肠通便，还有清泻的作用。

既然肝阳上亢，就一定要找一些能够偏入肝经的药。夏枯草入肝经，菊花、决明子均可入肝经。为什么要找一个疏散风热，归肺经的桑叶呢？因为当高血压是肝阳上亢类型时，人会感觉头部和眼睛不舒服，整个脸都是发烫、上火的感觉，这时需要疏散风热。夏枯草、菊花、桑叶偏走中上焦，是因为它们有疏散风热的作用。当我把一部分亢于上的阳气、火热先疏散走，然后再用一味下行的药，就是决明子，把一部分火热再引下来，从大便排走，通过这种上下夹击的方式，最终达到清肝泻火的功效。它可以治疗肝阳上亢这种实证导致的高血压。纵观整个方子，你会发现整体药性会寒凉一些，因此血压降下来之后你要"中病即止"，你不能照着这个方子成天的喝，因为这个方子没有保护到你的脾胃。

肝阳上亢型的高血压大都是突然间血压就上去了，那么这个时候该怎么救急？你要赶快让血压降下来，缓过来之后我们再说下一步的治疗。此时用这个方子就非常及时，这个代茶饮稍煮一会儿就可以，因为大多都是叶子之类的药。但是决明子你可以提前先煮一下，后下夏枯草、菊花、桑叶。这是推荐给大家的第一个代茶饮的方子，可以这么来记"夏桑菊加决明子"。

肝火上炎型高血压推荐2：泻肝火中成药——龙胆泻肝丸

龙胆泻肝丸。一次1袋，一日2次。

功效：清肝胆，利湿热。

用于肝胆湿热，头晕目赤，耳鸣耳聋，胁痛口苦，尿赤，湿热带下。

推荐给各位第二个方法，我们应该选择什么样的中成药呢？当一个人肝阳上亢的时候，我们需要泻肝火。泻肝火最常见也是最有效的一款中成药就是【龙胆泻肝丸】。它可以说是一款非常经典古老的药，也是近几年来颇有争议的一味药。那么首先咱们来说龙胆泻肝丸的功效。你会发现这款中成药中间一定有一味药叫龙胆草。龙胆草的一个重要功效是泻肝火，这个药的功效是清肝胆、利湿热，以此功效来达到降压的效果。

接下来咱们讲一讲龙胆泻肝丸存在争议的地方。龙胆泻肝丸当中含有一味叫作木通的药，被目前很多主流医学认为有一定的肾毒性，会导致一些肾衰竭等情况。后来很多厂家为了避嫌，在生产龙胆泻肝丸的过程中就不再用木通，换成了通草。

我曾经讲过一个【朱砂安神丸】的例子，大家会发现朱砂安神丸中的朱砂是有毒的，但朱砂安神丸是一个非常经典古老的药。于是很多西方社会认为中国人吃毒药依然不会死，中国人太神奇了。其实这不与某一味药是否具有毒性有关，而是在于大家如何去理解中医以及如何明白中药方子。中药方子首先在于配伍，药和药在配伍之后会产生一些新的功效。也许其中有一味药的功效是这样的，另外一味药的功效是那样的，当两味药配伍在一起后，可能会产生第三种功效。两者之间的关系可能是相互促进的，也可能是相互佐制的，还可能是相互抵消的。另外，中药除了配伍之外，还有煎煮。我一直建议我的病人一定要去煎煮中药，不要用中药颗粒。为什么一定要去煎煮？因为中药的美妙之处就在于很多药在配伍之后，煎煮的过程中会发生一些很微妙的、我们现在还无法解释的化学反应。

可是当你去单独研究木通、朱砂这类药的时候，你会发现它真的具有毒性，但是经煎煮后的这碗汤药也许就没有毒性了，你能理解我这样解释的意思吗？所以究竟我们该如何理解方子，如何去理解一味药？我希望大家学过这些课程之后，不要人云亦云，应该多一些思考，多一些判断，要根据自己详细掌握的知识来判断某个药、某条新闻、某个说法到底可信不可信。你也不能认为今天我所有的讲课全部都对，也许我讲的也有错的地方。你要用一个质疑的态度来质疑我以及质疑任何东西，另外你还要去捍卫你所坚持的某些东西。这才是我认为一个真正做学问的人应该持有的学术态度。以上是给大家讲的第一点，关于龙胆泻肝丸中木通的争议之说。

咱们再来讲一下龙胆泻肝丸的其他功效。刚才的内容中，龙胆泻肝丸是用于清肝胆降血压的，但是龙胆泻肝丸还有利湿热的作用。在春夏季节中很多男士总感觉自己的阴囊是潮湿的，这时你要想到，湿性是趋下的，阴囊部位的潮湿，就和妇科疾病中的湿热是一个道理。对于这种湿热来说，首先你要考虑它是既有湿又有热的，如果你发现这个人同时伴有一些肝火上炎的症状，你就可以毫不犹豫地去用龙胆泻肝丸了，没有任何问题。以上是给大家分享的中成药——龙胆泻肝丸。

现场有同学问，低血压且耳聋耳鸣的人能用龙胆泻肝丸这个药吗？首先咱们这个药是为了降高血压的，如果是低血压耳聋耳鸣，我的第一判断是这个人有可能是气血不足。首先，气血不足会导致血虚，那为什么血虚的人还会出现耳聋耳鸣呢？因为气血不足而不能上达清窍，耳窍失于濡养，导致了耳聋耳鸣，所以你同样会发现耳聋耳鸣也有虚实之分，对吧？所以实证可以导致耳聋耳鸣，虚症同样也可以。

肝火上炎型高血压推荐3：清热当兼顾滋阴——清肝降压胶囊

清肝降压胶囊，一次3~4粒，一日2次。

功效：清热平肝，补益肝肾。

用于高血压病，肝火亢盛、肝肾阴虚证，症见眩晕、头痛、面红目赤、急躁易怒、口干口苦、腰膝酸软、心悸不寐、耳鸣健忘、便秘溲黄。

我推荐给大家的第二款中成药——【清肝降压胶囊】，功效是清热平肝、补益肝肾。这款药也是常见的一款药，尤其在北京各个医院都会有的。当你看到清肝降压胶囊这个名字的时候，你应该能明确它有清肝作用，通过清肝达到降压的效果，所以对于肝火上炎型的高血压有不错的疗效。这个药不仅仅清肝火，还有一定滋阴的作用。因为当一个人火热非常盛的时候，一定会煎熬阴液，导致阴液相对不足，所以单纯清热，很有可能会导致阴伤。因此在治疗任何火热性质疾病的时候，在帮这个病人清热的过程中，是有必要轻微滋滋阴的。

以上分享的内容是关于高血压的第一种实证情况，肝阳上亢型的用药。

◈ 高血压之阴虚阳亢型 ◈

辨证要点：眩晕头痛、腰膝酸软。

高血压的第二种情况是阴虚阳亢型，它的辨证要点是眩晕头痛、腰膝酸软。如果血压高伴有眩晕头疼、腰膝酸软往往提示的是虚证。对于这种情况的高血压来说，治疗的重点是要滋阴，要补阴。因为阴虚导致阳相对亢盛，所以治疗过程要分为两个方面，一个方面是滋阴，另一个方面是潜阳。

阴虚阳亢型高血压推荐1：枸杞子30克，菊花15克，桑叶10克，代茶饮

枸杞子   菊花   桑叶

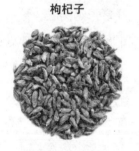 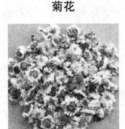 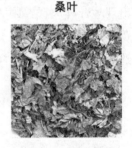

滋补肝肾、益精明目   疏散风热、清肝明目   疏散风热、清肺润燥

当明白了阴虚阳亢的机理之后，看看祁老师推荐的第一款代茶饮——【枸杞子30克，菊花15克，桑叶10克，代茶饮】。

先说后面两味药。菊花，疏散风热，清肝明目。桑叶也疏散风热。当用这两味药疏散风热之后，还要滋阴潜阳，在这里我用到了枸杞子。枸杞子具有滋补肝肾，益精明目的作用。枸杞子既然滋补肝肾，说明它的药性是往肝肾，往下焦走的，药性往下也就有了一定的潜阳作用。另外，它有滋阴的作用。当三味药配合在一起的时候，达到的功效是什么？是不是既

清了热，又滋了阴。为什么枸杞子用 30 克？因为这个病本身是阴虚为主的病，阴虚阳亢，既然阴虚为主，用药的时候必须要以大量的滋阴药为主，所以把枸杞子用到了 30 克。而菊花和桑叶只用到了 15 克和 10 克。可不可以用女贞子和山萸肉？可以，但为什么我不用？女贞子和山萸肉他们也有补阴的效果，但是如果用在代茶饮上，味道非常不好喝，第一是太酸了，第二是太贵了。特别是山萸肉现在是比较贵的，也许这个方子就不是那个价位了，当然如果你非要用，而且不介意这个口味倒也是可以的。

刚才有人问，祁老师，春天肝气生发的时候，可以喝治疗阴虚阳亢的代茶饮吗？完全可以，只要你的病机符合，感觉自己是属于阴虚阳亢的类型，就可以来滋补一下肝肾，来舒理一下肝气嘛！所以，这个问题不用很纠结，在分析药物的过程中，只要发现符合咱们所讲过的一些机理，都可以拿来运用。

还有人问，祁老师，每年春夏之交，孩子的手足都会长汗疱疹，而后蜕皮，新长出的皮肤硬硬的，怎么调理？我认为这个问题比较复杂一些，因为春天对应肝木，夏天对应心火，木是生火的，春夏之交的时候，也许会因某些原因导致肝木不能够很好地生发；另外一个问题在于蜕皮，因为肺主皮毛，肺为金，脾胃为土，肺和脾是相生的关系，所以说这位同学提出的这个问题牵扯到肝、肺、脾、胃，至少是四个脏腑的关系，在我看来不是一个简单的代茶饮能够解决的。

阴虚阳亢型高血压推荐 2：杞菊地黄丸

杞菊地黄丸。一次 35 ~ 40 粒，一日 2 次。

功效：滋肾养肝。

用于肝肾阴亏，眩晕耳鸣，羞明畏光，迎风流泪，视物昏花。

那么中成药我们应该选择什么呢？我推荐【杞菊地黄丸】。这味药顾名思义就是枸杞子、菊花加上六味地黄丸。六味地黄丸的主要成分是熟地黄、山药、山萸肉、丹皮、泽泻、茯苓这六味药。有个背诵口诀是"地八山山四，丹泽茯苓三"。这是它们在配伍中各自的比例，原方当中地黄八份，山山四是山药和山萸肉各占四份，丹皮、泽泻和茯苓，各占三份。举个例子，如果说熟地黄用 80 克，那山药、山萸肉各用 40 克，丹皮、泽泻、茯苓各用

30克。你会发现，前三味药熟地黄、山药、山萸肉以补为主，后三味药丹皮、泽泻和茯苓以泻为主，所以说六味地黄丸又叫作"三补三泻"。但是根据药量的配伍，你会发现它一定是补多于泻，因此你要考虑到六味地黄丸本身有偏于滋腻的弊端。比如说熟地黄是偏滋腻的，山萸肉也是偏滋腻一些，偏滋腻就会补得过了。有些人经常感觉虚，于是吃六味地黄丸，吃了之后就会舌苔增厚，浑身困重，不仅没补上来，反倒补得身体很腻，就是这么一个原因。

当身体腻了之后，时间一长湿邪内生，郁结化热，导致湿热蕴阻。在六味地黄丸的基础上加上枸杞子和菊花两味药后，就成了【杞菊地黄丸】，那么杞菊地黄丸的功效是什么呢？加了菊花就有一定的疏散风热的作用了，于是杞菊地黄丸在六味地黄丸的基础上多了清热的作用。对于阴虚阳亢，既要滋阴又要潜阳的情况，这时用杞菊地黄丸就显得非常的合适。现在买到的杞菊地黄丸以水丸居多，水丸就是非常小的丸，你们吃的时候按照说明书服用就可以，我建议一般35～40粒，需要一吃一把。好，这是给各位推荐的第二个中成药。

阴虚阳亢型高血压推荐3：天麻钩藤颗粒

天麻钩藤颗粒。一次1～2袋，一日2次。

功效：平肝熄风，清热安神。

用于肝阳上亢所引起的头痛、眩晕、耳鸣、眼花、震颤、失眠；高血压见上述证候者。

推荐给大家的下一款中成药——【天麻钩藤颗粒】。这款药也是非常常见的一款中成药，它是颗粒，需要冲服，建议一次1～2袋，一日2次。天麻钩藤颗粒来自于一个非常著名的方子——天麻钩藤饮，既有清热也有滋阴的作用。如果学过方剂的同学一定知道，它不仅潜阳、清热也滋阴。这款药虽然写着用于肝阳上亢型，但我在用药过程中一直用于阴虚阳亢型，就是因为它不仅清热而且滋阴。以上是和大家分享的天麻钩藤颗粒，到此结束。

简单地回顾一下，我们在课程里将高血压简单地分为两大类。但在现实中高血压往往不会是如此简单，家庭小药箱中讲的只是初级法门，就是如何进行初级的诊断和用药，为以后具体找大夫或如何去正确调理做一个前期准备。至少在家人血压高起来的时候知道吃什么药，应该怎么缓急。我在讲解中，必须要讲解得简单明了、行之有效，让你能够迅速抓住要点来进行判断。我们将高血压分成两类，第一大类是实证，肝阳上亢型，第二大类是虚证，阴虚阳亢型，并且与大家分享了与之对应的不同的代茶饮和中成药。

第十四讲

"家庭小药箱"
之
高脂血症

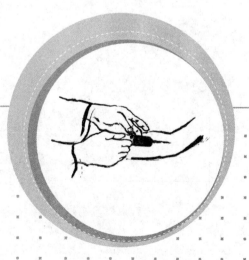

高脂血症是血脂高了，也有人说是血液稠了。这在中医中都可以归为一个范畴，就是因血液黏稠度增高导致气血流通不畅、停滞或是淤堵了。从西医角度考虑就是高脂血症。既然今天分析的是西医的名词，那么我们就从实验室的标准来说，毕竟高脂血症在临床上是通过实验室的不同指标判断的。

判断高脂血症有四个标准，就是最常见的血脂四项：总胆固醇、甘油三酯、低密度脂蛋白和高密度脂蛋白。除了这四项外，有些大夫还会有其他的评判指标，但是最重要的指标还是这四项。在这四项指标中，如果发现总胆固醇、甘油三酯或低密度脂蛋白这三项中的其中一项高了，我们基本上把它判断为高脂血症。其中最后一项高密度脂蛋白，在医学中还有个特殊的叫法，叫作"好脂蛋白"，这个指标如果偏高点没有问题，不要担心。这是从西医的角度来考虑的高脂血症。

从中医的机理来考虑，什么样的原因会导致气血滞呢？第一有可能是痰浊。我们曾经讲过，当体内痰浊比较重的时候，它会引起滞。大家想想曾经讲过的"被桑拿"的例子，讲过痰和湿之间的关系。比如说体内先生湿，湿久之后会变成痰，痰浊久了之后它就滞了、黏稠了。同时痰浊时间过长还会化热，于是当痰浊化热之后，我们叫作痰热，或者是湿热，是湿和热交织在一起的结果。第二种有可能是气血滞了，就"瘀"了，血瘀的意思。

接下来通过以下几个不同的层面，来详细分析高脂血症时究竟应该怎么办。

◈ 高脂血症之痰浊型 ◈

辨证要点：肢倦、痰多色偏白、苔白腻。

首先分析的是痰浊型高脂血症。痰浊型的辨证要点是痰多、色偏白、苔白腻。这点和"被桑拿"中的要点如出一辙。在"被桑拿"时讲过当一个人以湿盛为主时，主要特点是苔白腻且身体困重、头重如裹，感觉身体很懒不想动，回到家里不想干活、上班也不想干活。痰多、色偏白、苔白腻，这时是以痰浊为主，还没有发展到化热的程度，治疗的时候需要化痰。产生痰湿的原因在于脾胃，我们一定要健运脾胃。因为脾胃为后天之本、气血生化之源，况且脾胃是运化水湿的。当脾胃气虚时则不能运化水湿，那么就导致了痰浊内生，所以说化痰浊最重要的机理是健脾胃，在健脾胃的基础上去化痰浊。

痰浊型高脂血症推荐1：生山楂30克，炒麦芽30克，炒莱菔子15克，代茶饮

生山楂

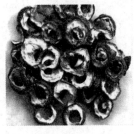

消积化滞、行瘀

炒麦芽

行气消食、健脾化滞

炒莱菔子

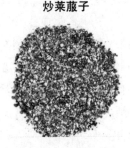

消食除胀、降气化痰

推荐给大家一个非常好喝的代茶饮——【生山楂30克，炒麦芽30克，炒莱菔子15克，代茶饮】。

山楂的功效是消食化滞行瘀，目前在西医的药理研究上，的确发现生山楂的有效成分中有很好的降血脂的作用，后面我们会讲到一个专门用山楂做的中成药。第二款药是炒麦芽，麦芽基本上分为生麦芽、炒麦芽和焦麦芽三种。中医上认为这三种麦芽的功效不一样：生麦芽偏舒肝，适用于偏气郁病症的人；炒麦芽偏走脾胃，功效是行气消食、健脾化滞；焦麦芽的功效就更加偏于健脾化滞，它的行气作用就小一些。所以说用炒麦芽，它不仅健脾化滞，还可行气消食。最后一味药叫炒莱菔子，炒莱菔子就是萝卜籽，作用是消食除胀，降气化痰。

关于化痰有一个流传千古的名方叫【三子养亲汤】。三子养亲汤由三味药组成，分别是炒莱菔子、炒白芥子、炒苏子。炒莱菔子说过了。炒苏子，紫苏的籽就是苏子，苏子入药时我们用炒过的苏子。炒白芥子就是炒过的白芥子。这三味药放在一起就叫三子养亲汤，是一个非常好的化痰浊的方子，不仅化痰还平喘，因为它们的药性都是往下行的。

这个代茶饮中，生山楂30克、炒麦芽30克、炒莱菔子15克，生山楂用来消食化滞，炒麦芽也是消食化滞，炒莱菔子消食除胀，降气化痰，将它们共同放在一起，可以健脾胃、化痰浊。况且还能让痰往下通过大便而行，进而起到了一定的降血脂作用。所以说这个方子建议患有高脂血症的病人用。

如果判断是痰浊型的则可以长期服用，因为这三味药都是药食同源的，没有任何的伤害，安全无污染，是非常好的方子。这是分享的第一个代茶饮的方子。

痰浊型高脂血症推荐2：山楂精降脂片

山楂精降脂片。一次2~4片，一日2次。

功效：消积化瘀。

用于高脂血症。

推荐给大家的第一款中成药是【山楂精降脂片】，一次2~4片，一日2次。山楂精降脂片的主要成分就是山楂，就是刚才提到的一个专门用山楂做的中成药。可是药品说明书上写的是用于高脂血症。那么请问大家，当你看到用于高脂血症时，敢让孩子吃吗？如果自己吃多了敢吃吗？完全敢吃啊！你要明白它的主要成分就是山楂，就是消积化瘀的。所以当一些药品说明书上说用于高脂血症，千万不要只看到它用于什么症状。学医要明理，只要是病机符合需要，需要消积化瘀的时候，都可以拿来服用，这个药对消化会有很好的促进作用。

痰浊型高脂血症推荐3：血脂康胶囊

血脂康胶囊，一次2~4粒，一日2次。

功效：除湿祛痰，活血化瘀，健脾消食。

用于脾虚痰瘀阻滞症的气短、乏力、头晕、高脂血症等，也可用于由高脂血症及动脉粥样硬化引起的心脑血管疾病的辅助治疗。

推荐的第二个中成药叫【血脂康胶囊】。血脂康胶囊也是非常普遍的一款药。血脂康胶囊的主要功效也是除湿祛痰、活血化瘀、健脾消食。所以很多高脂血症的病人吃完这个药之后普遍反映肠胃变好了，总感觉自己吃饭吃得多了，运化得好了。

有人问这个方子对瘰疬有效吗？瘰疬在中医当中指的是有形的一些痰瘀内浊，所以用这个方子是有效的，完全可以吃。所以还是那句老话，学医必要明理，明理之后会发现可以同病异治、也可以异病同治。

◈ 高脂血症之湿热型 ◈

辨证要点：稍烦躁、痰多色偏黄、苔黄腻。

如果痰瘀、痰浊时间长了，会郁久化热。湿郁化热辨证要点是稍烦躁、痰多色偏黄、苔黄腻，就是湿又入里化热的结果。这个时候不仅需要祛湿，还需要清热。当湿和热交织在一起的时候，是最为难治的一种情况。

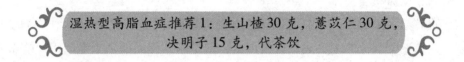

湿热型高脂血症推荐 1：生山楂 30 克，薏苡仁 30 克，决明子 15 克，代茶饮

生山楂	薏苡仁	决明子

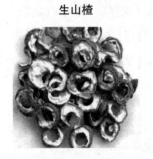 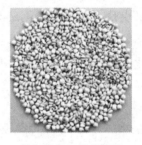 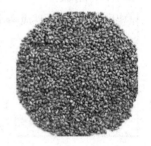

消积化滞、行瘀　　　　利水渗湿、清热排脓　　　　清肝明目、润肠通便

对此，我分享的代茶饮是【生山楂 30 克，薏苡仁 30 克，决明子 15 克，代茶饮】。

生山楂的功效是健脾化痰浊、消食化滞行瘀，选用薏苡仁和决明子为了取其清热化湿之功效。薏苡仁可利水渗湿、清热排脓，是化湿热的，而且有利水的作用。用山楂作为一个主料，用薏苡仁来化湿从小便而行，用决明子来清热再从大便而走，达到清利湿热的作用。其实这个方子在某种意义上，有一个很强大的减肥功效。以上是分享的第一个代茶饮。

湿热型高脂血症推荐2：妙不可言的四妙丸

四妙丸，一次1袋，一日2次。

组成：黄柏、苍术、薏苡仁、川牛膝。

功效：清热利湿。

用于湿热下注所致的痹病，症见足膝红肿，筋骨疼痛。

推荐给大家的中成药是【四妙丸】。四妙丸是我个人非常推崇、非常喜欢的一款药。四妙丸具有清利湿热的功效，它由黄柏、苍术、薏苡仁、牛膝四味药组成。服用时一次1袋，一日2次。

大家是否还记得黄柏？咱们在第一节课中讲宝钗的冷香丸的时说过"要用十二分的黄柏煎汤送服"。那么你会发现，黄柏、苍术、薏苡仁和牛膝放在一起后，最妙之处在于牛膝。牛膝的功效是引血下行、引热下行。就是把身体从上往下开辟了一条渠道，然后让湿热往下行，这是一个非常巧妙的思路。这样的思路在最后一节课我会详细讲解。如今我们把四妙丸放在了高脂血症这个篇章，我要向大家说明的是，凡是需要清湿热的，是不是都可以用四妙丸呢？如果是"被桑拿"的情况下，当湿郁化热的时候可以用吗？也可以。所以我们一定要活学活用，而不是只看这个中成药的说明书上用于什么症状。

◈ 高脂血症之血瘀型 ◈

辨证要点：胸痛或胸闷、胁胀、舌质暗或舌下静脉曲张。

第三种类型叫血瘀型。血瘀的时候，有个非常明显的特点是舌质暗或舌下静脉曲张。一些有妇科疾病的女性患者，往往也会出现这种舌质暗，舌下静脉曲张的情况。比如说痛经，月经有血块，不通则痛的时候，也会出现舌质暗或舌下静脉曲张。我们在治疗的过程当中也要活血化瘀。

血瘀型高脂血症推荐 1：生山楂 30 克，丹参 20 克，玫瑰花 8 克，代茶饮

生山楂	丹参	玫瑰花
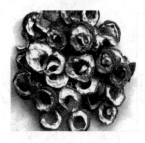	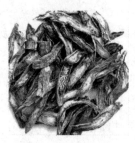	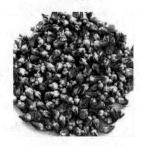
消积化滞、行瘀	活血祛瘀、通经止痛	行气解郁、和血止痛

看祁老师推荐给你们的代茶饮，不仅可以活血化瘀，还有美容养颜的效果，很多女生都非常喜欢。这个代茶饮是【生山楂 30 克，丹参 20 克，玫瑰花 8 克，代茶饮】。

生山楂消积化滞。咱们再来分析下丹参，丹是红的意思，所以丹参是红色的，红色偏入心。山楂红色、丹参红色、玫瑰花红色，红色偏入心，心是主血脉的。所以，当你活血化瘀的时候，要去找能偏入心的一些药。这些药当中，丹参的功效是活血祛瘀，通经止痛。所以对于很多妇科疾病，我也经常会用到丹参，对于一些出现瘀血证的冠心病、心脏病患者，我也会用到丹参。玫瑰花有一定的养颜功效，玫瑰花不仅有疏肝理气解郁的功效，它还有活血止痛之功，所以这是男女老少都可以用的一味药。因此这三味药放在一起，就具有一定的活血化瘀作用。况且，它还行气消脂。这三味药当中，只有丹参的味道稍稍苦些，但是有了生山楂和玫瑰花之后，整个药的口味就感觉不那么苦了。

血瘀型高脂血症推荐 2：绞股蓝总甙片

绞股蓝总甙片，一次 1 片，一日 3 次。

功效：养心健脾、益气和血、除痰化瘀、降血脂。

用于高脂血症，见有心悸气短、胸闷肢麻、眩晕头痛、健忘耳鸣、自汗乏力或脘腹胀满等心脾气虚，痰阻血瘀者。

接下来给各位推荐一款中成药——【绞股蓝总甙片】。

这款药来自于乡村野草"绞股蓝"。把绞股蓝中的有效成分提取后做成了"绞股蓝总甙片"。这个药的功效是除痰、化瘀、降血脂。它还有一定养心健脾、益气和血的作用。对于一些没有钱去买这味药的农村人，可以把绞股蓝从田间地头割下来，晒干泡水喝或煮水喝。

血瘀型高脂血症推荐3：降脂通脉胶囊

降脂通脉胶囊，一次2~4粒，一日3次。

组成：决明子、姜黄、泽泻、三七等。

功效：化痰祛湿，活血通脉。

用于痰瘀阻滞所致的高脂血症。

推荐给各位的另一款中成药——【降脂通脉胶囊】。它的功效是化痰祛湿，通脉降脂。通脉的意思就是能够通，这款药可以活血、化痰、祛湿、通脉。它主要的组成是决明子、姜黄、泽泻和三七，因为这款药中含有三七，所以药价会相对高了一点点。三七的活血化瘀功效非常好，我会在以后的课程中专门进行讲解。

以上是我和大家分享的有关高脂血症的内容，到此全部结束。

第十五讲

"家庭小药箱"
之
单纯性肥胖

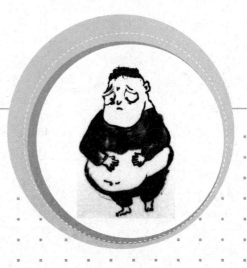

　　刚才我留下了一个小小的悬念，有一个或者两个具有降血脂功效的药，它还有什么其他的作用？那就是让你非常欢喜的减肥作用！接下来，我们就简单谈一谈单纯性肥胖。为什么叫单纯性肥胖呢？那是因为除了单纯性肥胖还有继发性肥胖。

　　所谓继发性肥胖，就是指有原因导致的肥胖。比如说有些病人患了肾病综合征而导致了肥胖。这个时候就要治肾，治好肾后肥胖自然会消。而单纯性肥胖指并非由于其他疾病或医疗的原因而引起的肥胖。接下来给大家一个判断肥胖的标准，可以自己先来判断一下。

　　成年人：标准的体重（kg）＝｛身高（cm）－100（cm）｝×90%

　　儿童：标准的体重（kg）＝（年龄×2）＋8（儿童一般指的是 10 岁以下的）

　　现在很多人都想办法让自己瘦下来，但怎么也减不下来。减肥应该从哪些角度来考虑？第一点要考虑的是胖人多湿，瘦人多火。所以说当你想去减肥的时候，要从湿的角度来考虑。但是有湿的话，就要考虑湿会化热。第一种情况是痰瘀型，第二种情况是湿热型。因此，今天分享的内容中，我不会讲该怎么运动，怎么节食，怎么增强减肥意志力去跑步运动，我将重点从家庭小药箱的角度，从用药的层面上讲解。也就是说如果你想减肥的话，我会建议你该怎么用药，怎么调配代茶饮。当然了，如果用着代茶饮，却依然大吃大喝，天天懒得不得了，估计你也减不下来。

❖ 痰浊型肥胖 ❖

辨证要点：肢倦、痰多色偏白、苔白腻。

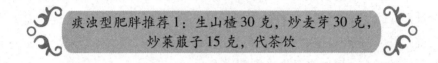

痰浊型肥胖推荐 1：生山楂 30 克，炒麦芽 30 克，
炒莱菔子 15 克，代茶饮

| 生山楂 | 炒麦芽 | 炒莱菔子 |

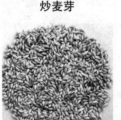

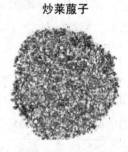

消积化滞、行瘀　　　行气消食、健脾化滞　　　消食除胀、降气化痰

首先分享的是痰浊型肥胖，其辨证要点是肢倦、痰多色偏白、苔白腻。针对这种情况我推荐的代茶饮是【生山楂 30 克，炒麦芽 30 克，炒莱菔子 30 克，代茶饮】。

这是刚才讲到治疗高脂血症时用到的方子，我建议觉得自己非常胖的男士们和女士们可以将这个代茶饮放在办公室里每天喝，坚持喝下去。连续喝一两个月真的能减下来一些。这个代茶饮已经被很多人尝试过了。以上用量是一天 1 份，第二天再换 1 份。

痰浊型肥胖推荐 2：香砂六君丸

香砂六君丸，一次 1 袋，一日 2 次。

功效：温中和胃，健脾祛湿。

用于脾虚气滞，消化不良，嗳气食少，脘腹胀满，大便溏泄。

如果用中成药我推荐——【香砂六君丸】，六君丸来自于四君子丸，香砂六君丸源自于六君丸再加上木香和砂仁。这个药在之前"肚子受凉"的课程中曾经讲过，这里为什么又用到它？因为它的作用是健脾祛湿，我们要想到异病同治、同病异治之理。正是因为可以健脾祛湿，所以如果是符合"胖人多湿"的单纯性肥胖，就会很对证。这个机理明白后，用药就很容易了。其实从某种意义上来讲，香砂六君丸是具有双向调节作用的，如果想增肥的话也可以用。因为香砂六君丸是健脾胃的，健脾胃可以达到很好的气血运化的作用。从中医角度去考虑的减肥，并不是让你少吃，并不是让你脾胃的运化能力下降。相反地，是为了让你更好地运化，是为了让你吃进去的东西能被更好的运化出去，排泄出去。

◈ 湿热型肥胖 ◈

辨证要点：稍烦躁、痰多色偏黄、苔黄腻。

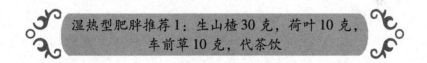

湿热型肥胖推荐1：生山楂30克，荷叶10克，
车前草10克，代茶饮

生山楂

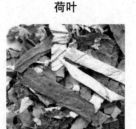

消积化滞、行瘀

荷叶

清心解暑、散瘀止血

车前草

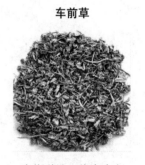

清热利尿、祛痰凉血

　　湿热型肥胖的辨证要点是：稍烦躁，痰多色黄、舌苔又黄又腻、经常容易上火。为此我推荐的代茶饮——【生山楂30克，荷叶10克，车前草10克，代茶饮】。

　　生山楂有消积化瘀的功效，进而起到降血脂、减肥的作用；荷叶有清心泻火的功效；车前草有清热利尿、祛痰凉血的作用，经常用在泌尿系统疾病上。车前草可以利尿，是清利湿热的，而且属于药食同源。"家庭小药箱"课程中会找很多大家熟悉而且药食同源的方子，这三味药放在一起具有健脾和胃、清利湿热的作用。

湿热型肥胖推荐2：四妙丸

四妙丸，一次1袋，一日2次。

组成：黄柏、苍术、薏苡仁、川牛膝。

功效：清热利湿。

用于湿热下注所致的痹病，症见足膝红肿，筋骨疼痛。

此外，中成药四妙丸也是清利湿热的，在这一种肥胖型中也可以应用。

好了，关于"单纯性肥胖"我们讲得比较快，因为有"高脂血症"的讲解作为铺垫，对于肥胖的问题我们就简单地讲到这里。

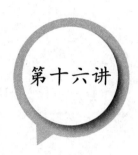

第十六讲

"家庭小药箱"

之

更年期综合征

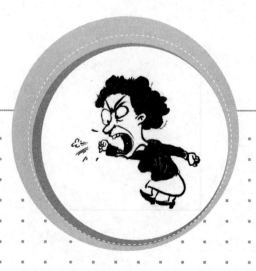

更年期非常容易烦躁，会出现失眠、健忘、情绪不稳定、盗汗、自汗等情况。那么究竟怎样判断是更年期呢？从中医的角度考虑，男子以八计，女子以七计，也就是当男子八八六十四岁，女子七七四十九岁这个节点的时候，我们要意识到人要进入到更年期了。更年期会出现各种不同的症状，当然也有到更年期后没有什么不良症状的人。

❖ 更年期综合征之肝肾阴虚型 ❖

辨证要点：头晕耳鸣，五心烦热，盗汗潮热，腰膝酸软。

人到更年期的时候，各个脏器开始逐渐出现功能衰退，尤其开始出现了肝肾不足的现象。因肝藏血，肾主水，所以肝肾不足最明显的特点就是肝肾会出现阴虚的情况。阴虚就会显得相对阳亢，于是才会出现烦躁、失眠、情绪不稳定、出汗等症状。所以更年期综合征首先要考虑的是肝肾阴虚型。辨证的要点是头晕耳鸣、五心烦热、盗汗潮热、腰膝酸软。更年期综合征经常有一个非常明显的特点是出汗很邪乎，汗一阵一阵的，说来就来，说走就走，没有什么征兆。腰膝酸软说明是肝肾功能不足，五心烦热是因为阴虚相对阳亢。

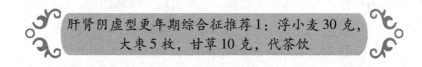

肝肾阴虚型更年期综合征推荐 1：浮小麦 30 克，大枣 5 枚，甘草 10 克，代茶饮

浮小麦	大枣	甘草

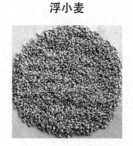 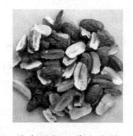 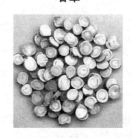

敛汗、益气、除烦　　　补中益气、养血安神　　　补中益气、清热解毒

对于肝肾阴虚型的更年期综合征，应该着重补阴，滋补肝肾。我推荐的代茶饮——【浮小麦 30 克，大枣 5 枚，甘草 10 克，代茶饮】。

这个方子出自东汉名医张仲景《金匮要略》一书中的甘麦大枣汤。这是一个千古名方，味道非常好。浮小麦就是不那么饱满的、瘪一些的，能在水中浮起来的小麦。大枣咱们都见过，在此用的甘草是生甘草。浮小麦的功效是敛汗、益气、除烦，而且还是药食同源的。大枣补中益气、养血安神，更年期的很多人都有睡眠质量不好的问题，大枣有安神的功效。生甘草不仅补中益气还清热解毒。浮小麦要去药店买，如果不想用浮小麦，杂粮店买大麦仁也可以。有时家庭也会煮一些麦仁汤、麦仁粥。用麦仁、大枣和甘草（甘草去药店买后用纱布包上），放入锅里一起煮。煮了之后，把纱布包拿走，然后喝汤，吃枣和麦仁，可以长期喝。大枣的品种不重要，只要是大枣就可以。这是分享的第一个代茶饮的方子。

肝肾阴虚型更年期综合征推荐 2：左归丸

左归丸。一次 9~10 克，一日 2 次。

功效：滋肾补阴。

用于真阴不足，腰酸膝软，盗汗，神疲口燥。

关于中成药我推荐——【左归丸】。既然有左就会有右，在临床当中，除了左归丸，还有右归丸。左归丸是补阴的，而右归丸是补阳的。左归丸的主要功效是滋阴补肾，用于真阴不足证，头晕目眩，腰膝酸软，自汗盗汗，口燥舌干。

肝肾阴虚型更年期综合征推荐 3：坤宝丸

坤宝丸。一次 50 粒，一日 2 次。

滋补肝肾，镇静安神，养血通络。

用于妇女绝经前后，肝肾阴虚引起的月经紊乱，潮热多汗，失眠健忘，心烦易怒，头晕耳鸣，咽干口渴，四肢酸楚，关节疼痛。

我推荐的另一款中成药是【坤宝丸】。主要功效是滋补肝肾、镇静安神、养血通络。直接用于妇女绝经前后肝肾阴虚引起的月经紊乱、潮热多汗、失眠健忘、心烦易怒、头晕耳鸣等一系列症状。女人有更年期，同样男人也有更年期，只要对证都可以拿来服用。

◈ 更年期综合征之心脾两虚型 ◈

辨证要点：头晕目眩，神疲体倦，食少懒言。

更年期综合征的第二个类型是心脾两虚型。更年期除了肝肾阴虚之外，还有的人神乏疲倦、食少懒言。这些人在年轻的时候一般就体质偏虚偏弱，更年期之后每天没有精力，干活也没力气，干什么都懒的动，不想动，话也不想说，感觉已到了老年状态。辨证要点是头晕目眩、神疲体倦、食少懒言。对这种情况要去补养心和脾，因为心主血，脾化生气血。

> 心脾两虚型更年期综合征推荐1：仙鹤草30克，当归15克，合欢皮20克，酸枣仁20克，代茶饮

仙鹤草

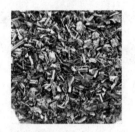

脱力劳伤、收敛止血、败毒抗癌

当归

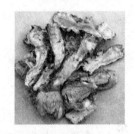

补血活血、调经止痛

合欢皮

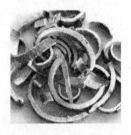

安神解郁、活血消肿

酸枣仁

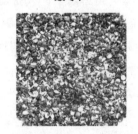

宁心安神、养肝敛汗

我推荐给大家的代茶饮是【仙鹤草30克，当归15克，合欢皮20克，酸枣仁20克，代茶饮】，这也是一个可以治疗失眠的方子。

我们用仙鹤草来补虚，用当归补血。至于合欢皮，它能有效帮助入睡，因为合欢的叶子到了晚上的时候就合上了，中医取象相类比，于是把合欢皮用于治疗失眠，人睡好觉了就会变得很欢喜。合欢在临床当中既有合欢皮还有合欢花。合欢花还挺漂亮的，但非常不好喝，非常涩，我在临床中从来不开合欢花。酸枣仁养血又安神。用仙鹤草来补虚、用当归来调血、用合欢皮和酸枣仁来安神。一个人睡不着觉的时候是很痛苦的，当一个人贫血或心脾两虚的时候，必须要想办法让他睡觉，因为只有睡觉才能补养、才能够化生气血。白天为阳，晚上为阴，阳主动，阴主静，阴就是为滋生气血的。所以当了解了这个思路，在日常生活中治疗任何感觉血虚的人，都得尽可能地让他去安神。

心脾两虚型更年期综合征推荐2：人参归脾丸

人参归脾丸。一次1丸，一日2次。

功效：益气补血，健脾养心。

用于气血不足，心悸，失眠，食少乏力，面色萎黄，月经量少，色淡。

心脾两虚型更年期综合征推荐3：八珍益母丸

八珍益母丸。一次50～60丸，一日2次。

功效：益气养血，活血调经。

用于气血两虚兼有血瘀所致的月经不调，症见月经周期错后、行经量少、精神不振、肢体乏力。

如果选择中成药的话，我推荐大家选择【人参归脾丸】，功效是益气补血、健脾养心。如果不用人参归脾丸，也可以用【八珍益母丸】，功效为益气养血、活血调经。这都是我们前面已经讲过的中成药，当你能够前后呼应、灵活掌握的时候，也更要学会异病同治、同病异治。

好了，关于"更年期综合征"我们就分享到这里。

第十七讲

"家庭小药箱"
之
口腔溃疡

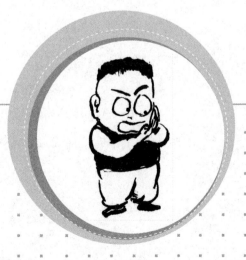

有些人的口腔溃疡严重到可能会每月发作两次，每次烂半个月，几乎整整一个月全是在口腔溃疡的痛苦中度过的。当孩子出现口腔溃疡之后，饭也吃不进去，还经常又哭又闹。

这虽是一个小病，但是这个小病已经极其严重地影响到很多人的生活质量。比如说，当我的嘴里边出现了一些溃疡的时候，对我来说是非常痛苦的，因为我的工作经常需要说话，不管是看病也好，或者是讲课也好，都需要讲话。当舌头起了一个溃疡，发音不标准而且说话都疼，这个时候是很痛苦的。口腔溃疡有可能会长在舌头的任何部位，比如有长在舌尖的、舌两侧的、舌根部的，有些人会烂在舌面、舌底部等舌的不同部位。还有些烂在嘴唇上、上腭或者下腭的……口腔溃疡是一个让人非常痛苦的体验，甚至有些人会同时烂了好几处，舌头也烂、嘴唇也烂、上腭下腭全烂，极其痛苦。

口腔溃疡是一个常见病，给我们的生活带来很多麻烦。那么，咱们究竟该如何来治疗呢？日常生活中，患有口腔溃疡的时候，无论自行买药还是医院配药，很多时候无外乎外用药和内服药。内服的药往往是以清热寒凉为主，比如清热解毒片、黄连上清片、牛黄解毒丸，而外用的药比如有金嗓子，或者清热解毒类的喷雾剂等。可能有些人的口腔溃疡因此得到了一定的缓解，但是大多数人，用这些药后不但没有好，还越吃越拉肚子了，胃里越来越寒凉，吃饭的时候越来越觉得不舒服。还有些人早上起来的时候嘴里边有很大的异味，感觉非常的不清新。

口腔溃疡的人，在跟人说话的时候常常要含着口香糖，对很多人来说这是一个非常痛苦的生活体验。为了治疗口腔溃疡，他们曾经吃过西瓜霜、泻心汤之类的清热解毒药物，但这些药并不能够解决所有的口腔溃疡，对吗？换句话说，你们曾经给自己治疗口腔溃疡的方法也许有很多是错的，甚至是严重的错误，直接把你的口腔溃疡推到了一个更加浩瀚无边的深渊中。

❁ 产生口腔溃疡的原因 ❁

那么现在咱们就从中医的机理角度来分析一下，人为什么会产生口腔溃疡？我们设想一个问题，大家每个人手中都拿着一张白纸，想一想可以通过什么方法把这张白纸弄破？撕破、用火烧掉、用针扎破、弄湿后捅破，等等。我们曾经讲过中医来自于生活，生活就是中医，中医就是生活，我们必须要把中医治病的理念放在生活的方方面面去思考。假如说刚才这个例子中的白纸就是你的舌头，你舍得用针扎、用手撕吗？你肯定舍不得。那么如果这张纸就是你的舌头，那么我们来思考舌头烂的原因是什么？其实往往只有以下两种情况。

第一种情况是你上火了，这就相当于一张白纸你用火把它给烧烂了，这个时候我们就需要去清热泻火。我们经常看到有些大夫用清热解毒类的药品，比如栀子金花片、口腔炎颗粒等等去治疗口腔溃疡，这是医生对上火导致的"舌头烂"开药的主体思路。

除了上火之外，能够导致舌头烂的另外一个最常见的原因是被泡"烂"了。这就相当于一张白纸，除了用火烧烂之外，你可以把它放在水里，一直把它泡烂。也就是说，如果你的舌头长期被放置在一个水湿环境中的话，也很有可能导致口腔溃疡。那么我们就要思考了，口腔中的水又是从哪里来的？按照中医的基础理论，脾胃是运化水湿的，当脾虚而不能运化水湿时，水湿就会在口腔当中泛滥。当你的舌体一直处在水湿泛滥的环境中，会使舌体胖大甚至出现齿痕，最终导致口腔溃疡的产生。另外，除了这种单纯的水湿之外，你还要想到"湿郁化热"，这个时候的口腔溃疡就是一个湿热的格局了。

其实这种脾虚化湿，湿郁化热所导致的口腔溃疡，才是现在最常见的口腔溃疡。在治疗口腔溃疡的时候，我们常会按照第一种"上火了"的情况来治疗，因此，越治反而问题越大。因为身体已经脾虚生湿，这个时候应该是去健脾化湿，如果再拿这些以清热解毒为主的寒凉性质的药物来治疗，对于脾胃的损伤是雪上加霜的。所以说，对于这样的情况，我们要首先明理，必须要明白口腔溃疡并不都是我们以前常规认为的简单上火所导致的。如果你认为口腔溃疡就是上火引起的，那么至少有60%～70%的口腔溃疡你是根本不会治的。

明白这两点思路之后，咱们必须要再次强调一下第三个理。在第二种情况中，因为脾虚不能运化，导致水湿内停在口腔当中，长此以往出现了口腔溃疡。你们一定要考虑到，当人体的湿开始越积越多，越来越郁的时候，湿郁容易化热。也就是说体内的整个环境不仅仅是湿和虚，而且有火，这种火叫作"虚火"。这是一个湿郁化热所产生的湿热，就是湿和热交织在一起的情况。

如果是简单的上火所导致的口腔溃疡，我们就只用去清热解毒就可以了。

但是当我们脾虚生湿的时候，口腔真的开始被泡烂的时候，它就开始掺杂了湿郁化热的症状。所以在治疗过程中，既需要健脾又需要利湿，同时你还需要去稍稍地清热。有了以上这些思路之后，你就会明白为什么常规的清热解毒是不管用的。那么接下来就给大家详细地分析不同情况下的口腔溃疡。

◈ 口腔溃疡之胃火上炎或者心火上炎型 ◈

辨证要点：口腔溃疡，伴咽干舌红等"上火"症状。

第一种情况是一个简单的实证，我把它叫胃火上炎或心火上炎型的口腔溃疡。这种情况就是一个单纯的实热、单纯的上火，它的辨证要点是口腔溃疡、伴咽干舌红等"上火"症状。其实这句话我琢磨来琢磨去不知道该怎么写，于是就写了"……等'上火'症状"，也就是说，当你判断自己是纯粹上火的时候，你应该伴有一系列真正实火上炎的症状。如果真正出现了这种情况，你才能判断出来这就是真正的上火。比如发现口干，咽也干，经常想喝水或喝水也不解渴，大便干燥等等一系列这种上火的症状，那么这是我们所谓的真正的实热。当你发现真正有热的时候，我们处理的方法非常简单和明确，就是要直折火势，就是要马上把这种上炎的火势迅速灭下去。

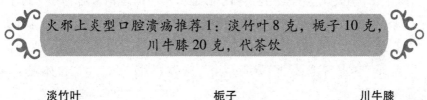

火邪上炎型口腔溃疡推荐 1：淡竹叶 8 克，栀子 10 克，川牛膝 20 克，代茶饮

淡竹叶	栀子	川牛膝
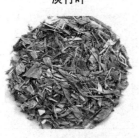	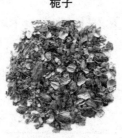	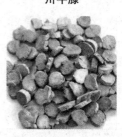
清热泻火、除烦利尿	清泻三焦	活血通经、引火下行

火邪上炎，我们需要做的就是直折火势，我推荐的第一种方法——【淡竹叶 8 克，栀子 10 克，川牛膝 20 克，代茶饮】。

这三个药当中，淡竹叶，归心经，它具有清热泻火、除烦利尿的功效。它至少具备以下两个特点：第一个特点是具有清热泻火的作用；第二个特点是利尿，可以将火的热性通过小便排出去。既然你的火是在上面，就可以让热通过小便排走。

第二个药是栀子，这是一个清泻三焦的药，在前几次课中我也讲到了，用到一些温热药怕上火而又不知道该怎么去化热时，我经常推荐的就是栀子水，用栀子泡水来送服药。

最后一味药叫川牛膝，牛膝分两种，有怀牛膝和川牛膝。药材因产自地域的不同，特点也不太一样。川牛膝因产在四川而叫川牛膝，河南产的牛膝我们叫作怀牛膝，为四大怀药之一。四大怀药即怀菊花、怀山药、怀地黄和怀牛膝。怀牛膝的功效是偏于补肝肾，而川牛膝的功效是偏于活血通经、引火下行。当你看了川牛膝这个功效之后，你就会明白为什么要用川牛膝？因为你现在有火，我要把你的火灭了，通过竹叶利尿的特点让热从小便排走，而川牛膝就可以在人体中打造一个下行排热的通道。

这是我们分享的第一个代茶饮的方子，这个方子来自于一个名方，我只是把这个名方进行了化裁。这个名方来自于宋代著名的儿科大夫钱乙，他著有《小儿药证直诀》一书，这里边有一个非常著名的方子【导赤散】。

"赤"在"五色"中是红色，归于心经。从中医理论来看，心开窍于舌，当你判断这是心火所导致的口腔溃疡的时候，就要去灭心火了。那为什么不叫"灭赤散"呢？看来"导赤散"这个名字起得非常有道理，他用的是"导"，疏导，就是要把热邪疏导走，用"导"不用"灭"，这也体现了钱乙的情怀和格局。

我曾经反复讲过，当人体有热的时候，不要一上来就想着直接把热灭掉，而是要想办法去疏导、利用。用那句老话说就是，我们要努力把身体作为一个道场，而不是一个战场。如果你拿着清热解毒的寒凉药如黄连、黄芩直接急切地灭掉火邪，虽然也能把病治好，但是你发现，这样对人体是一定有伤害的，因为它把人体当作了一个战场。而钱乙将火邪疏导走的思路，不仅是智慧，更大的是情怀、是格局，他是在保护身体的基础上治疗疾病。

导赤散中使用的药都不是特别寒凉的苦寒之品。我们说"大家"不愧为"大家"，因为"大家"不仅仅在治病，他还在爱护着治疗的每一个病人。所以我也经常跟同学们讲，咱们学完这套课程，也许你未必会成为一个高手，但是你必须对自己、家人、朋友的身体有所了解，会帮他们进行初级的诊断和治疗。当有一天你真的需要去看医生的时候，你们应该学会去辨别身边的每一位大夫，你应当知道这位大夫是直接给你治病呢，还是在努力呵护你，因为大夫与大夫之间的情怀和格局是完全不同的。只有这样，当你去认识药、认识医生、认识医患之间的关系的时候，你就会发现，你自己也上升到了一个很高的境界。

导赤散的原方并不仅仅只有这三味药，除了这三味药之外，它还用到了木通。木通的功效还是"通"，之前我们讲到龙胆泻肝丸的时候也讲到了木通。为什么我的代茶饮没有用木通呢？并不是因为我认为木通具有肾毒性的问题，而是考虑到木通的味道的确有点苦。既然是代茶饮，还是需要兼顾到口味的。于是，我就选择了三味药，淡竹叶，你应该喝过竹叶水，有一股清香的味道。栀子也不苦，唯一稍微苦一点的是川牛膝，但是放在竹叶和栀子中间，总的口味还是可口宜人的，而且颜色看起来呈金黄色，很好看，色香味俱全。

《祁老师答疑区》

问题： 上次讲到的针对上火的代茶饮，金银花、桑叶和菊花是否可以用？

祁老师： 在大方向上是完全可以的，但是你看，金银花和桑叶的功效是一味地在疏散风热，仅仅是往上散，而没有往下推导，它是一个针对上火整体情况的普及性方子。而针对口腔溃疡来说，你用金银花、桑叶和菊花也是可以的，但是在我看来，有了淡竹叶的这个方子，在治疗口腔溃疡的时候可能会更有针对性。

火邪上炎型口腔溃疡推荐2：口炎清颗粒

口炎清颗粒。一次2袋，一日1~2次。

功效：滋阴清热、解毒消肿。

用于阴虚火旺所致的口腔炎症。

如果说你不想用代茶饮，而是想用中成药，我会推荐一款——【口炎清颗粒】。其实大家对这个药不会陌生，口炎清颗粒的主要功效就是滋阴清热、解毒消肿。相对而言，口炎清颗粒的药性整体上是寒凉的，是直折火势的中成药。之前我对大家讲过，在你们看中成药的时候，要看的是它的功效，而不是去看"用于什么症状"。你看这味药上面为什么写的是"阴虚火旺"？刚刚说了这味药是直折火势的，为什么还要滋阴呢？各位要想到，你在看病的时候，发现一个人火热很严重，你要想到，这势必会伤阴。所以说，当你在灭火的时候，可以适当地帮着滋阴，口炎清颗粒就考虑到了这一点。

火邪上炎型口腔溃疡推荐3：栀子金花丸

栀子金花丸。一次9克，一日1~2次。

功效：清热泻火、凉血解毒。

用于肺胃热盛，口舌生疮，牙龈肿痛，目赤眩晕，咽喉肿痛，大便秘结。

除了这款中成药，我还要向大家推荐第二款中成药，来自于北京同仁堂老字号的【栀子金花丸】。这个丸是一袋一袋的小水丸，这个药的主要功效也非常的明确，是清热泻火、凉血解毒。这个药是一个很老的药了，经久不衰，证明这个药的药效应该还是得到了很多不同年龄段人的赏识的。为什么我推荐一个口炎清颗粒，还要推荐一个栀子金花丸呢？对于成人你可以选择栀子金花丸，但对于很多孩子来说，栀子金花丸是吃不进去的，这时候你可以选择口炎清颗粒。口炎清颗粒是用水冲的，水冲一下就变成了汤，孩子喝下去就可以了。所以祁老师在给你们准备这套课程的时候，我必须要想到你们不同的群体，要老少皆宜。好，这是栀子金花丸。

❀ 口腔溃疡之湿郁化热型 ❀

辨证要点：口腔溃疡，舌体胖大或伴有齿痕。

以上给各位分析的是关于口腔溃疡的第一种情况，真正的胃火上炎、心火上炎。但是我必须要告诉你们的是，在当今社会中，其实第一种情况的比例并不是那么的多。因为这时代是一个让人比较容易虚的时代，很多人在这个节奏极其快的生活当中活得比较焦躁，经常容易消耗过大而导致很多问题。也就是本身是体虚的，但是又上了一些火热，口腔溃疡的时候是伴随着很多虚象的。所以你们必须要明确第二种情况才是我们日常生活当中最常见的情况，叫作湿瘀化热型，辨证要点是口腔溃疡，舌体胖大，伴有齿痕。

首先，咱们看一下"舌体胖大"。体胖大家很容易理解，当脾虚生湿的时候，舌体就会胖大。当脾虚生湿，舌体胖大，长期在你的口腔中待着，时间长了就会出现齿痕，这种齿痕说通俗了就是"舌头大了"。舌头为什么大了呢？我们很形象的可以把它解释为被"水湿"泡大了。如果你发现舌体是胖大并且是有齿痕的，同时感觉到自己的脾胃吃东西总是不太舒服，并且还出现了脾虚之象，你要毫不犹豫地想到这种湿瘀化热型的口腔溃疡。

作为医生，我经常会看到一些不同的口腔溃疡问题的医案，看不同的大夫在处理同一个疾病的时候，他们的思路是什么。我发现很多书籍或者不同大夫辨证的时候，他们会拿肉眼去观察口腔溃疡的溃疡面是什么颜色，到底是发黄还是发白？到底是口小还是口大？然后在书上写了一大篇，这在我看来都是扯淡！其实口腔溃疡就是烂了，它比较疼，疼法都是一样。我们去详细地分析溃疡面是如何如何的，我觉得非常的不靠谱。当然在理论上也许是可以的，但在现实操作当中是没有可操作性的，和实际是有距离的。所以我们在讲小药箱课程的时候，我的思路非常明确，我一直在试图用一种通俗明了、简洁明快的，能把一些比较难懂的中医理论通俗化的方式，让你们马上根据我所讲的方法、迅速来判断究竟应该如何用药。

当湿郁化热的时候，你是否能想到咱们曾经所讲过的一个篇章叫"桑拿天"。曾经讲桑拿天的时候，咱们也讲过，初期的时候属湿，随后湿郁会化热。当湿郁化热的时候，咱们采用的方子是"三仁汤"。三仁汤是不是可以治疗湿郁化热的湿热型？当你此时此刻出现湿郁化热型的口腔溃疡的时候，如果你用三仁汤，可不可以？我的答案是，一定是可以的！只要是对证的，一定是可以的！理明了，你发现那个方子你也可以拿来运用。咱们先留着一个悬念，如果湿郁化热有湿热的时候，你们会选择什么中成药？先按下不表，一会儿我让你们来猜。首先来看，除了三仁汤之外，你们的祁老师给你们推荐的一个湿郁化热的代茶饮。

> 湿郁化热型口腔溃疡推荐 1：佩兰 10 克，白术 20 克，
> 车前草 12 克，代茶饮

佩兰	白术	车前草

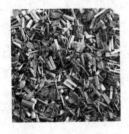
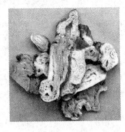
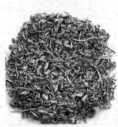

芳香化湿、醒脾开胃　　补气健脾、燥湿利水　　清热利尿、祛痰凉血

代茶饮我推荐给各位的是【佩兰 10 克，白术 20 克，车前草 12 克，代茶饮】。

咱们先讲讲佩兰。在端午节，很多人都会去做一些不同的香囊，佩兰就是香囊当中必备的一味材料，它是芳香的。咱们曾经讲过，凡是芳香的药物都能行、能通、能散。散什么？但凡你有湿的时候就可以通过芳香之气，相当于吹过来一股轻柔的风，把这湿给化走，这叫作"芳香化湿"。当芳香能行、能散的时候，同时它也就具有了醒脾的作用。"醒"，这个字说得非常形象，当脾胃迟钝的时候，可以用芳香化湿的药，帮助脾胃醒一醒，脾胃醒来之后，你就可以胃口大开了。或者突然人很懒不想动时，拿来一堆佩兰，当闻到香味的时候，就可以精神焕发。所以佩兰的作用就是芳香化湿、醒脾开胃。

第二个药叫白术，作用是健脾补气、燥湿利水。白术的功效，通俗些就是健脾利湿、健脾燥湿。当你湿郁化热的时候，这个湿郁是从哪儿来的呢？从根本的角度来考虑，是从脾胃中来，证明我们脾虚了，脾虚生湿了。那么治疗的关键就是要健脾燥湿，所以我们用了白术。

因为湿郁化热导致了口腔溃疡，当湿郁化热的时候，我们必须要在燥湿的同时兼顾清热，所以我们用的第三味药就是车前草，功效是清热利尿、祛痰凉血。一是在湿郁化热时用车前草来清热；二是通过车前草的利尿功效让"火"从小便而走。我为什么会选择车前草？它是一个药食同源的东西，很安

全嘛。夏天的路边、沟边长的都是车前草，可以采一点晒干备用，当然中药房都可以买得到，很便宜。

这个代茶饮的方子中，我们用佩兰和白术，目的是为了健脾利湿、健脾燥湿，我们用车前草（俗称"车轱辘"），有两个功效：一是为了清热；二是为了通利，可以让热从小便而走。

如果没有车前草，大家想一想可以用什么来代替？有同学说我用竹叶来代替，我认为是可以的。有同学说用芦根来代替，我认为是更可以的。如果说在竹叶、芦根当中来选择的话，我会更愿意选择芦根。因为竹叶偏于上焦，而芦根偏于往下行。当主要病位在中焦脾胃时，我希望能够找一味像这样能够往下行的药。有同学说用竹茹可不可以？在我看来，竹茹有祛痰、清热、利尿的作用，用竹茹也是可以的。

这是我给大家分享的代茶饮和中成药，当然这只是我的推荐。当你们学会之后，必须要学会举一反三，灵活运用，你们要学会自己去组方。当你明了"理"之后，应该知道草木皆为药，你身边的一花一草都可以拿来运用。这是给大家推荐的第一个代茶饮。

湿郁化热型口腔溃疡推荐2：四妙丸

四妙丸，一次1袋，一日2次。

黄柏、苍术、薏苡仁、牛膝。

功效：清热利湿。

如果大家非常想用中成药的话，针对湿郁化热、也就是湿热并存的格局，你们会选择什么样的中成药？我看到了有同学说用藿香正气水、四妙丸。我来解答一下，藿香正气水我不会选择，因为藿香正气水主要针对的是暑湿初期，也就是说针对的是以湿为主的时候可以选择藿香正气水，它本身药性是偏温的。所以，如果当湿郁化热的时候，我是不会选择用藿香正气水的。如果你一定要用藿香正气水，你可以加用其他药，比如说我们用藿香正气水的同时，再喝点栀子水，或竹叶水，或再用点车前草煮水，学会配伍应该也是可以的。

如果是我的话，我会选择这个药——【四妙丸】。四妙丸是清利湿热的一个非常非常好的药，当然三仁汤也是可以的。我们上节课讲过四妙丸的名字起得非常的妙，它来自于黄柏、苍术、薏苡仁和川牛膝四味药，川牛膝引热下行，薏仁和苍术健脾利湿，黄柏清热，这个方子配得非常巧妙。

有同学问，用木香顺气丸可不可以？木香顺气丸的性味偏温一些，这时候是湿郁化热，用木香顺气丸健脾胃应该是可以的，但是没有清到"热"，所以我认为，这个药在治疗湿郁化热方面是有缺陷的。

口腔溃疡漱口方推荐1：生蒲黄15克（包煎），五倍子15克，生甘草15克，水煎漱口，不拘次数

生蒲黄	五倍子	生甘草
	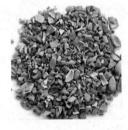	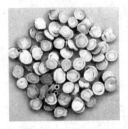
化瘀止血、利尿	敛肺降火、收湿敛疮	补中益气、清热解毒

口腔溃疡的时候，除了吃药之外，还有没有一些更加简洁明快、立竿见影的药，比如有没有能外用的药呢？祁大夫在此无私奉献一个漱口方，这是我本人屡试不爽的组方——【生蒲黄15克，五倍子15克，生甘草15克，水煎漱口，不拘次数】。

首先来看生蒲黄，生蒲黄的功效是化瘀止血，它既可以化瘀，又可以止血。当你口腔溃疡的时候，你会发现溃疡的地方会肿，那么你就需要活血化瘀，此时用生蒲黄是比较合拍的。同时，你会发现生蒲黄还具有"止"的作用，止的作用干什么呀？你看你现在越来越烂，烂得越来越大，"止"的作用，言外之意就是具有收敛之性，它可以收敛你的疮口，不让它再继续烂下去。而且生蒲黄还具有第三个功效，它具有利尿的作用。当你口腔溃疡有"热"的时候，需要让热邪从小便而走。所以生蒲黄用在这个地方可以一举三得，它既在局部活血化瘀、消肿收敛了，而且还可以利尿。在用生蒲黄的时候，因为生蒲黄全部是小粉末，在煮的时候必须要把它用一个小布包包起来，要不然你就会煳锅了。

然后是生甘草，生甘草不仅具有补中益气的作用，还有清热解毒的功效。

当你口腔溃疡的时候，你需要一些清热解毒的药，所以此时用到了生甘草。咱们讲过甘草分生甘草和炙甘草两种，炙甘草偏向于补中益气，生甘草偏向于清热解毒。

最后来讲五倍子，五倍子是非常好的一味药，在临床当中用得非常多，但是也用得非常纠结，为什么呢？

咱们首先来讲这个功效，五倍子的功效是敛肺降火、收湿敛疮。当你发现收湿敛疮四个字的时候，你是不是觉得这味药真的是再贴切不过了。当口腔溃疡的时候它来帮你收湿敛疮，促进创面的愈合。五倍子在外用方面是非常强悍的，在出现伤口或者创面的时候，用五倍子碾成粉撒上去应该都是有效果的。

这个方子从理论上来说也可以喝，但因为五倍子的味道非常涩，即便是用来漱口，嘴巴和牙齿中还是会觉得很涩的，所以我一般建议大家外用漱口。可是这个方子煮出来之后是清香的，非常的清香，闻起来感觉很好，随后你们自己去尝试一下就知道了。所以说当你口腔溃疡的时候，不管你是胃火上炎型、心火上炎型，还是湿郁化热型，你都可以采用这么一个漱口的方子。一般情况下，煮 10 ~ 15 分钟就可以了。

口腔溃疡漱口方推荐 2：迅速修复溃疡创面的康复新液

康复新液。漱口，不拘次数。

功效：通利血脉，养阴生肌。

内服：用于瘀血阻滞，胃痛出血，胃、十二指肠溃疡；阴虚肺痨，肺结核的辅助治疗。

外用：用于金疮、外伤、溃疡、瘘管、烧伤、烫伤、褥疮之创面。

好了，除了给大家推荐这么一个漱口方之外，还要再推荐给大家另外一个漱口方。这是来自于我在医院实习时候的个人体会，后来我把它用在自己的临床当中，发现竟然也如此有效。我在读研究生临床实习的时候，需要在医院不同的科室轮转，当我轮转到消化内科时发现，消化内科科室收到的全是胃肠道或者胃溃疡的病人，我发现这些病人在住院过程中，大夫都会给病人开这个药——【康复新液】。不管是什么病人，只要是住进来，全开这个药，好像是完全程序化，根本不用辨证，我就百思不得其解，这个康复新液究竟有什么用。后来我研究来研究去，发现一个道理，这康复新液具有修复创口的作用，当你胃溃疡的时候，你把这个药喝下去，药液就到了溃疡的局部，可以迅速修复溃疡的创面。

于是我就想，如果口腔溃疡了，是不是也能用这个药？因为口腔也属于胃肠道消化系统的最上段呀，只不过当口腔溃疡的时候，我不喝，而是直接漱口，是不是可以？当突发奇想之后，我就非常盼望自己能口腔溃疡，当你自己发现一个新药的时候，你就也会有这种考虑。我就天天盼，夜夜盼，盼望自己能口腔溃疡。后来终于口腔溃疡了，我就去买康复新液尝试，我发现，效果确实还不错。你就每天拿这个药漱口，逐渐口腔溃疡就好了。

康复新液的功效是通利血脉，养阴生肌。它有生肌的功效，所以在敛疮方面是有效的。后来我发现它的说明书也的确说：内服时用于瘀血阻滞，胃痛出血，胃、十二指肠溃疡以及阴虚肺痨；外用时用于金疮、外伤、溃疡、烧伤、烫伤。

这是给大家分享的漱口的方子，大家可以选择康复新液，当然也可以直接喝，但是我喝的时候，发现这个药味道有点腥腻，因为这个药的主要成分来自于一种虫，说得更明白些，是来自于一种虫的尸体，所以会有一种腐败的味道，大家可以量力而行。

以上说的是口腔溃疡，咱们重点分析了两大类型：第一种类型是胃火上炎、心火上炎型，第二种类型是湿郁化热型。咱们分别推荐了不同的中成药和代茶饮方，还推荐了两个漱口的方子，讲解到此结束。

第十八讲

"家庭小药箱"

之

遗尿

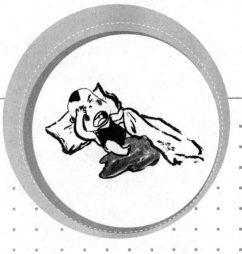

咱们要分享的这个疾病集中在老人和孩子的群体，就是遗尿。通常小孩遗尿的情况比较多见，如果是在正常范围内，完全不用治疗。但如果喊都喊不醒、每天晚上必尿、年龄很大了还尿的话，就要考虑是不是应该去治疗了。当老人年老体衰的时候，也会出现遗尿的情况，尿的时候自己不知道，西医叫尿失禁，就是自己尿床的时候自己也不知道了，这个时候是需要去治疗的。

我们首先去明理，遗尿究竟是由什么样的原因导致的，或者这尿究竟是从哪儿来的？首先我们要明白，尿就是人体的水，用中医理论来考虑，人体中的水我们都叫作津液，津液究竟和我们人体中的哪个脏器是有关呢？我们首先要考虑的是肾这个脏器。

《内经》中解释为：肾主水。肾主水在中医当中是如何来认识的？《内经》把肾称为水脏，"肾者水脏，主津液"，我们要明白的是，为什么肾是主水的呢？我们去理解脾和水的关系，似乎很容易理解，说脾是主运化水湿的，"水"就是水湿。还有同学回答说和肺也有关系，我们说"肺为水之上源，肺主宣发肃降，主通调水道"，所以说肺和水也有关系，也很容易理解。

肾者水脏，这是从中医的理论上来考虑肾的生理功能，肾具有主持和调节人体津液代谢的作用。它这种调节的作用，是指调节人的整体，去调节人体从上到下的所有津液的代谢。人体的津液代谢，其实是一个非常复杂的过程，那么关于肾对津液代谢的主持和调节的作用，我们可以从以下两个层次来认识：第一个层次是肾分肾阴和肾阳，肾阴和肾阳对整个津液代谢过程中的各个器官都有调节作用。在津液的代谢过程中，比如说我们吃的食物、喝的水，在脾胃肠的协调下吸收水谷中的精微物质而产生津液，然后通过肺、脾、肾和三焦，把这个津液输布于全身，发挥了津液对全身的濡养和滋润作用。在发挥了有用的东西之后，最后代谢产生废液。

废液是通过什么方式排出体外呢？至少通过以下三种方式，第一种是通过出汗，出汗可以把人体的一些津液排出去；第二种是通过小便的方式排出去；第三种方式是通过大便。当然，目前有很多的医家会说，除了这三种之外，还有一种方式是说话。当每一个人说话的时候，呼吸也会呼出一部分水汽，所以可以称之为第四种方式。但是对于津液代谢整体过程中的每一个环节，比如说胃、小肠、大肠、脾、肺、肾、三焦、膀胱，乃至咱们所说的呼吸、皮肤的代谢，它们都是在肾阴和肾阳的调节下进行的。换句话说，肾就是对人体全身脏器的津液代谢起着一个整体的主治和调节的作用，这是我们在肾对津液代谢的第一个层次上的理解；而第二个层次的理解是，肾脏本身就是津液输布和排泄的必经之器和必经之路。肾与膀胱相表里，水到了肾，然后储存到膀胱，再通过膀胱排出体外。

其实肾对于水的作用，还有一个方面就是体现在肾阳对于水液蒸腾的作用。也许在这个小药箱的课程上给你们讲这个理论，是不是有点太深了，我试试讲一下，看看大家能不能理解。肾阳对于水液具有蒸腾汽化的作用，就是说水液经过肾脏的时候，肾阳会将水液当中的大部分有用成分蒸腾汽化、重新回到全身，而让代谢所产生的为数不多的废液再向下注入膀胱，最后排出体外。中医一直认为，肾对于水液具有蒸腾汽化的作用。水液一部分上升到肺，肺主皮毛，肺将水液布散到全身的每一个毛孔当中进行滋润，同时重新地布散到全身各处，被人体利用；一部分再下输到膀胱，膀胱是具有储存尿液和排泄尿液功能的脏器。

在排泄的过程中，有最关键的两个地方，一个是肾，一个是膀胱，这是相互表里的两个脏器。明白了这些"理"之后，我们继续来分析，如果遗尿，大致上会有两个原因。

第一个原因是尿收不住了，收不住了叫肾气不固或者膀胱失约。当肾气不固、膀胱失约的时候，对于尿的约束力不够了，于是，尿就自然出来了，这是因收摄力不足的原因造成的。

遗尿的第二个原因是推动力过强。本身不想尿，结果一股无穷的力量推动着尿液一直往前走，这叫推动力过强了。推动力过强就是当你阳热过大、体内的热邪比较大，也许本身不想尿也非要往外排尿。

好了，针对以上分析的两种情况给大家详细解读对策。

❖ 遗尿之肾气不固、膀胱失约型 ❖

辨证要点：梦中尿遗，体倦、腰膝酸软，或无明显症状。

第一种情况就是我们所讲的肾气不固、膀胱失约型，就是所谓的收摄力不足。这种情况，我们把它理解为是一个虚证。给大家讲一个辨证要点：梦中尿遗，体倦，腰膝酸软。我们也可以通过其他的症状来判断，比如说有一些老人小便的时候感觉非常没劲，感觉气完全是不足的，这不仅仅是懒、腰膝酸软。

当你们判断了是肾气不固、膀胱失约的虚证后，在治疗的时候目的很明确，就需要来固肾气、固膀胱，让收摄力增强。

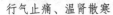

温肾固摄推荐 1：乌药 15 克，益智仁 15 克，山萸肉 30 克，代茶饮

乌药	益智仁	山萸肉

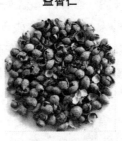 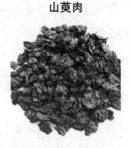

行气止痛、温肾散寒　　固精缩尿、温脾止泻　　补益肝肾、收敛固涩

这个时候我们该怎么办？我给各位来推荐这么一款代茶饮——【乌药 15 克，益智仁 15 克，山萸肉 30 克，代茶饮】。

第一味药叫作山萸肉，大家应该非常明确的，上节课也都讲过。"遍插茱萸少一人"就是用的那个山茱萸，山萸肉就是山茱萸结的果子，山萸肉看起来很好看，吃起来也不错，它的味道酸酸甜甜。山萸肉有具有补益和收敛的作用，对肾气不固、膀胱失约正好合适。膀胱失约、肾气不固，第一必须要去补益肝肾，第二还要去收敛固涩，所以说山萸肉就是非常非常重要的一味药。

第二味药叫益智仁。益智仁这个名字是不是起的非常好听？有人说这味药会不会有益于我们大脑的发育，有益于我们的智慧，还真是这个样子。我在临床中也经常会对一些智力有些问题或者说脑子不够灵光的人，开一些益智仁。益智仁的功效是固精锁尿、温脾止泻。它具有温脾的作用，主要作用在脾上，归脾经；它也归肾经，具有固精锁尿的功效，它的主要作用就是收敛、往回收的。除了脾阳虚、肾阳虚出现小便多的时候，可以用益智仁之外，我在临床上也常用益智仁来治疗小儿或老人的"流口水"。口水，相当于"涎"，中医叫"脾在液为涎"，口水和唾液不是同一个概念，唾液归肾，肾在液为唾，脾在液为涎。

当一个人狂流口水的时候，要判断这个人大概是脾虚。脾虚的时候，第一要健脾，第二要去收摄。睡觉流口水往往也是脾虚，也可以立马尝试益智仁，完全可以用。我们发现很多小儿流口水非常疯狂，已经完全超过了正常的范围。当然小儿流口水也很正常，但是如果你发现已经超出了正常的范围就要用药了，我在临床中就经常会用到益智仁来止口水。老人由于心脑血管病、脑血栓后遗症这样的病症，口水也会流得比较多，这是因为脑神经受伤了，影响到了跟吞咽功能相关的一些神经，这个时候我也会用到一些益智仁。脑部受损了，或者智力低下的人，往往就会表现为经常流口水，而益智仁就能帮助控制这样的症状，所以古人讲它也有助于智力的恢复。

最后一味药叫乌药。乌药偏入下焦，具有行气止痛、温肾散寒的作用。它对"肾阳虚"有温补、固肾阳的功效，它还有行气止痛的作用，所以临床中我经常会把乌药用在一些下焦的妇科疾病上，比如很多的痛经我就会用到乌药。有很多人的妇科炎症从中医角度来考虑，你会发现并不只是需要一味地清热解毒，很多时候也需要温肾散寒。比如说现在很多女性虽然被西医评判为"炎症"，但却常有"宫寒"的症状，我经常就会用到乌药这味药，因为它不仅温肾散寒，还行气止痛，所以这味药不仅仅是用在治疗遗尿上，我们还可以用到很多不同的病症上。我虽然举了这个例子，但你们不要把乌药和某个症状之间联系成直接的因果关系，要明白咱们曾经讲过的同病异治和异病同治。对凡是需要温肾散寒、行气止痛的，都可以用乌药，不管什么病都可以来用，不能说乌药只是治疗妇科病的或者是治疗遗尿的。

这三味药要去煮一下，但这三味药一副的价格要稍高一些，因为益智仁的价格相对较贵一些，山萸肉的价格也相对较贵一些。

温肾固摄推荐2：千古名方——缩泉丸

缩泉丸。一次3～6克，一日3次。

功效：滋阴补肾。

用于肾虚所致的小便频数，夜间遗尿。

除了以上代茶饮之外，我推荐的中成药叫【缩泉丸】，缩泉丸是非常古老的药，这个药是一个千古名方。你会发现，缩泉这个名字起得很形象，当遗尿的时候，能把这个尿给"缩"回去。缩泉丸的功效是滋阴补肾，其实它和刚才所讲的代茶饮（乌药、益智仁和山萸肉）之间具有很大的联系。

缩泉丸是由乌药、益智仁和山药这三味药来组成。在代茶饮中我是把山药换成了山萸肉，我既然推荐了代茶饮，就坚信它的疗效一定是大于缩泉丸的，因为山药是平补三焦的，它具有一定的收摄作用，但是又远不及山萸肉，所以我把山药换成了山萸肉，这是第一个原因。第二个原因是我想用山萸肉的酸味来调和乌药和益智仁的一点点苦味，这是为了更适合代茶饮。

温肾固摄推荐 3：五子衍宗丸

五子衍宗丸。一次 6 ~ 10 克，一日 2 次。

功效：补肾益精。

用于肾虚精亏所致的阳痿不育、遗精早泄、腰痛、尿后余沥。

除了缩泉丸之外，还有一款中成药叫【五子衍宗丸】。五子衍宗丸这个药也是北京同仁堂出的老药，很多人说这可以治疗不孕不育的，对因为肾虚不能够生精所导致的不孕不育可以用。五子衍宗丸是菟丝子、枸杞子、覆盆子、五味子、车前子五味药所组成。车前子就是车前草的籽，五味子具有收敛的作用，枸杞子是滋补肝肾的，菟丝子也是滋补肝肾的，至于覆盆子我一会儿会专一讲。它用菟丝子、枸杞子滋补肝肾，五味子来收敛，那么为什么要加车前子呢？五子衍宗丸中最伟大的药就是车前子，它用得非常巧妙，车前子具有往下通利、利尿的作用。既然是遗尿，为什么还要再利尿呢？这就是所谓的阴中求阳、阳中求阴的具体体现。它首先用了前几味药去收涩，在这个过程中为预防因此引起的"滞"，再用车前子来反佐一下。这是针对偏向于虚证、肾气不固、膀胱失约所导致的遗尿病症而设的中成药。

◈ 遗尿之阴虚火旺型 ◈

辨证要点：梦中遗尿，伴烦躁、盗汗、手足心热、大便干燥。

刚才我们说过的另一种情况是推动力过强，就是"火"，这个"火"偏指的是阴虚火旺。阴虚火旺型有烦躁、盗汗、手足心热的症状，和上节课所讲的更年期综合征相似。你会发现阴虚火旺的时候，阴虚和火旺相辅相成，火旺时会导致阴虚，阴虚时也会导致火旺。对于这种情况我们该如何处理？第一需要滋阴，第二需要降火。

阴虚火旺型遗尿推荐 1：淡竹叶 8 克，玄参 10 克，
覆盆子 15 克，枸杞子 30 克，代茶饮

淡竹叶

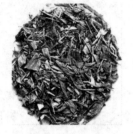

清热泻火、除烦利尿

玄参

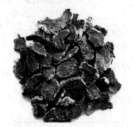

清热凉血、泻火解毒

覆盆子

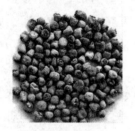

固精缩尿、养肝明目

枸杞子

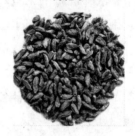

滋补肝肾、益精明目

这个时候，我推荐的代茶饮是——【淡竹叶 8 克，玄参 10 克，覆盆子 15 克，枸杞子 30 克，代茶饮】。

这个方子是我原创的方子，咱们来看这个方子的配伍：淡竹叶具有清心泻火、除烦利尿的作用，玄参清热凉血、泻火解毒，枸杞子滋补肝肾。当阴虚火旺的时候通过枸杞来滋阴，同时玄参也有一定的滋阴效果，因为玄参是黑色的，黑色主水、入肾，所以玄参和枸杞子是用来滋阴的。淡竹叶和玄参放在一起又具有了清热的功效，因此起到了清热又降火的作用。而玄参和枸杞子都可以很好地向下沉，它们的趋向性是往下走，同时淡竹叶虽归心经，但是它也有清热利尿的功效。

有同学问，脾胃虚弱可用吗？我总觉得这个问题，应该不是一个特别高级的问题了，因为我觉得这个问题应该你们自己去思考。我所讲的任何一个

方法，你们都可以用，但是要自己灵活去用。如果你发现这个方子它可能没有兼顾到脾胃，怎么办？你去配伍啊，比如我在喝这个代茶饮的过程中，吃点木香顺气丸，吃个六君子丸，喝个四君子汤，加加减减不就可以用了吗？有同学也说了，我加个生姜大枣保护胃气，也可以呀。所以说当你学活了之后，你会发现方子就在你自己的手中，不要套我的死方子，当然我的方子你直接拿来用也完全是可以的，但是你必须要在我的基础之上去学会加减变化。

覆盆子具有固精缩尿、养肝明目的作用。覆盆子，顾名思义就是把这个盆子给颠覆了，这个名字取得非常形象。在中国早些年，人们晚上睡觉的时候都会在床下边放一个尿盆。因为屋里没有厕所，晚上上厕所的话都需要到外边去，为了不到外边受到风寒，所以人们往往都会在屋里边放一个尿盆。在当夜尿频多的时候，尿盆就会满了。而覆盆子，它非常形象地说，把尿盆颠覆过去了，可以不用尿盆了，就是说这个药具有很好的固精缩尿的作用。

这个代茶饮煮的时候，建议淡竹叶后下，效果会更好一些。

此外，我相信大家在听到覆盆子时候，会想起鲁迅先生的《从百草园到三味书屋》一文。那个时候也是我生命中第一次听到"覆盆子"这三个字，我觉得这个名字挺好听的。其实鲁迅当年的学习条件是很不错的，教室叫三味书屋，教室外边还有百草园，他是在这么一个山清水秀、空气清新又有许多花花草草的地方学习的，他老人家的学习环境放在现在也是很奢侈的呀。更猛的是，百草园中还能见到各种中草药，还有很多小动物，纯天然的绿色生态环境，也许这也奠定了鲁迅是非要学医不可的基础，只不过是鲁迅最后非要学西医，一定不相信中医。当然，鲁迅不相信中医的根源在于是他父亲的病，他还有一篇文章《父亲的病》，他认为中医很多都是骗子，不仅骗了钱，还没把自己父亲的病给治好。咱们这个课程不是中医文化类的分享，如果有机会的话，我还会和大家来分享一下，从现代中医的眼光看，鲁迅父亲当年的病究竟应该怎么治疗，究竟是不是中医无能。换句话说，如果当年鲁迅父亲的病放在西医手上，会是什么样的结果呢，我曾经探讨过这样的话题。

阴虚火旺型遗尿推荐2：知柏地黄丸

知柏地黄丸。一次8~10丸，一日3次。

功效：滋阴清热。

用于阴虚火旺，潮热盗汗，口干咽痛，耳鸣遗精，小便短赤。

好，接下来，如果是中成药，我建议大家选择【知柏地黄丸】。知柏地黄丸有滋阴清热的功效，大家是否记得咱们上节课讲过杞菊地黄丸？它和知柏地黄丸都来自于六味地黄丸。我曾经讲了六味地黄丸口诀，"地八山山四、丹泽茯苓三"。六味地黄丸是偏于滋腻的，是滋补肝肾的。既然现在的病症是阴虚火旺，就需要滋补肝肾，但又还有火，所以单纯六味地黄丸是不够的，于是加了知母和黄柏。用黄柏这个偏清下焦之热的药，来处理下焦证的遗尿，就非常合适。而杞菊地黄丸中，菊花是偏清上焦如心、肺这一类的"火"。

以上是和各位分享的关于遗尿的话题，咱们分了两种情况：一是收摄力不足，我们称之为肾气不固或膀胱失约；二是推动力过强，我们称为阴虚火旺。给各位分析了不同的代茶饮还有中成药的选择。当然，遗尿的问题，不仅对于小孩，成人也是可以用来参考和运用的。

第十九讲

"家庭小药箱"
之
小儿厌食症、消化不良、积食

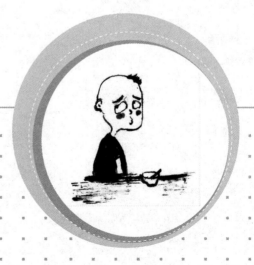

接下来我们来解决另外一个小儿最常见，也最让家长们挠头的问题。我把三种疾病一起讲：一个叫厌食，一个叫消化不良，一个叫积食。

所谓的厌食，是有些孩子不想吃饭了，一两天、一周、甚至更长时间，不想吃，或不好好吃饭。第二种情况是消化不良，消化不良的时候，吃了之后会感觉消化不了，还往上"反"，甚至大便也不好。积食的时候，会觉得吃了以后消化不动，下不去，往上"反"或者是肚子胀。这样的情况是小儿在家庭中最常见的问题。

厌食、消化不良、积食是我们日常养育孩子的过程中痛苦的三个问题，放在一起来讲是因为不管是厌食、消化不良或是积食，统统都归为脾胃出了问题，也就是我们必须要解决脾胃中焦的问题。我听到有同学说得非常正确——"中焦纳呆"。不管是厌食、消化不良还是积食，都属于纳呆了，那么接下来我们讲的方法都是对证的。

健脾消食推荐1：焦三仙各10克，鸡内金20克，山药30克，代茶饮

焦山楂　　　　　　　焦神曲　　　　　　　焦麦芽

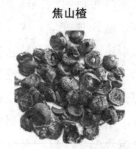 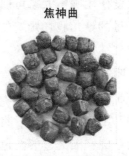 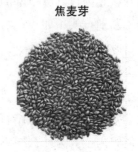

消食导滞、健运脾胃

鸡内金　　　　　　　　　山药

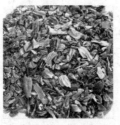 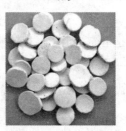

健胃消食、通淋化石　　　益气养阴、补脾肺肾

我推荐给大家的第一个方法——【焦三仙各10克，鸡内金20克，山药

30克，代茶饮】。

　　首先分析一下焦三仙。我们曾经讲过，在中药当中能称之为"仙"的药，都很神。咱们曾经提过多少"仙"？有"威灵仙""仙鹤草""仙茅""仙灵脾"等。现在我们讲的焦三仙为什么称为"三仙"呢，因为它是由焦麦芽、焦山楂和焦神曲三味药组成的。麦芽，咱们曾经讲过炒麦芽，我在临床上会用到三类麦芽：生麦芽、炒麦芽和焦麦芽。生麦芽偏于疏肝，炒麦芽偏于健脾胃，焦麦芽偏于消食。山楂在脾胃篇章、减肥篇章和高脂血症篇章都讲到过，但是用的是生山楂。焦山楂的作用也是更偏向于消食、导滞。**神曲就是家里蒸馒头发面的时候用的曲，我们是把它炒焦了，然后做的焦神曲。**

　　三味药的共同作用都是消食导滞，健脾胃的，只不过在消食种类上稍微有所区别。如焦山楂偏向于消肉食，焦麦芽偏向于消谷物，焦神曲偏向于消面食，三者之间相对来说稍微有点偏向，但咱们在临床上使用时会直接开焦三仙各多少克。

　　第二味药是鸡内金，是把鸡杀掉后取出来的鸡胃，用干的或炒的都可以。为什么鸡内金具有很好的消食作用呢？大家可以观察鸡的生活习性，鸡经常会不断地点头，如果鸡有颈椎的话，我怀疑鸡的颈椎也应该很好。其次，鸡经常吃石头块和小沙子，大家都知道沙石类的东西是很难消化的，但是它吃进去后依然能够消化掉，证明它的消化能力非常之强。既然说它能将吃进去的小石头块、小沙石都研碎了，从这个意义上来考虑，鸡内金具有通淋化石的功效，是可以治疗结石的，不管是肾结石、胆结石，不同的结石咱们都可以用鸡内金。为什么叫鸡内金呢？因为它的颜色是金黄色的，所以才有了这个很好听的名字"鸡内金"。我在临床上也经常会用鸡内金来治疗不同的结石，但我曾经给一些法师诊病，发现他们是不用动物药的，所以不同的人群会限制用药的思路，这时候，你就必须要想到用其他的药去代替。

　　第三味是山药，山药平补三焦，可以上补肺、中补脾、下补肾。这三味药用做代茶饮一起煮，连续吃几天，对于小孩不吃饭、消化不良效果会非常好。这个方子是我国近代已故名医蒲辅周老先生的一个方子。蒲老一生留下了一本宝贵的临床医疗经验《蒲辅周医疗经验》，在这本书中，他详细地介绍了这个方子。蒲老的原文是"焦三仙、鸡内金、山药。分量为1:2:3，共为细末，每次五分至一钱五分，红糖水送服，日两次"。在蒲老生活的那个年代，他们用的分量还是分和钱，另外，蒲老是把这三味药打成细末研成粉来喝了，我是把蒲老的方子进行了一个变化，直接煮水了，煮水喝会更方便一些。

健脾消食推荐2：加味保和丸

加味保和丸。一次6克，一日2次。

功效：健胃消食。

用于饮食积滞，消化不良。

我为大家推荐的第二个方法是一款中成药，叫【加味保和丸】，这个药健脾和胃、消食的作用非常好，但在孩子中却不是常用的，因为受这个药的剂型影响。它是个小水丸，一袋当中有好几十丸，对有些孩子来说真的吃不下去。如果你们家的孩子大，可以咽下这个水丸的就可以用加味保和丸。如果孩子比较小，吃不了加味保和丸，那就不选这个药了。但是在我心目当中，这是非常好的一款药，我一直在想，如果是加味保和水这样的剂型就更好了。这味药非常好，不论是小孩、大人，在需要消食的时候，都可以拿来用。

健脾消食推荐3：四磨汤口服液

四磨汤口服液。一次10~20毫升，一日2次。

功效：顺气降逆，消积止痛。

用于婴幼儿乳食内滞证，症见腹胀、腹痛、啼哭不安、厌食纳差、腹泻或便秘；中老年气滞、食积证，症见脘腹胀满、腹痛、便秘；以及腹部手术后促进肠胃功能的恢复。

我推荐的下一款中成药是【四磨汤口服液】，这也是我常给小孩用的药，当发现孩子积食、消化不良了，用四磨汤口服液就可以迅速缓解不同的症状。喝的时候一次10~20毫升，一次1~2支，根据孩子的体格和耐受的情况灵活去选择。

健脾消食推荐4：大山楂丸

大山楂丸。一次1丸，一日2次。

功效：开胃消食。

用于食积内停所致的食欲不振，消化不良，脘腹胀闷。

我推荐的又一款中成药是【大山楂丸】，它是大蜜丸，是很大的药丸子，但是因为它口味好，很多孩子依然能够吃下去。大山楂丸具有开胃消食的作用，但在吃的时候，大家是否会发现，有的时候效果可以，有的时候效果也并不是太好，虽然孩子喜欢吃，但并不是每次都能见效。为什么呢？因为大山楂丸当中的成分相对比较单一，它的成分就是山楂、神曲和麦芽这三仙，所以功效远远不及前面推荐的几种方法，但是对于常见的消化不良、积食症状，因为它的口味好，孩子喜欢吃，所以可以先吃大山楂丸，如果不行的话，再选功效更好的方法。

健脾消食推荐5：消食化积的外治手法——掐按四缝穴

四缝穴：在第2~5指掌侧，近端指关节的中央，一侧4穴，左右共8穴。

方法：用牙签按压或者用指甲掐按四缝穴，每个点10~20次，可以刺激食欲改善症状。

功效：健脾消积，祛痰导滞。

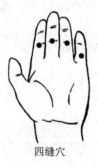

四缝穴

对于厌食、消化不良还有一种方法，就是用牙签按压或用指甲掐按四缝穴，每个位置按10~20次，可以刺激食欲、改善症状。"四缝"是一个经外奇穴，既不属于人体的十二经络，也不属于任督二脉，更不属于奇经八脉。什么叫"奇穴"？中国的百姓在不断的劳动过程当中，会发现身体当中某些地方对于某些特殊的症状具有非常奇特的疗效，但是这些点、穴位又不在某一特定的经脉上，就叫经外奇穴，这种穴位一般是直接对于症状治疗的。

四缝的位置在第二至第五指掌侧近端指关节的中央，一侧四穴，左右共八穴。我们首先来普及一下解剖位置，大拇指叫第一掌指，以此类推，食指、中指、无名指、小指，分别叫二、三、四、五掌指。掌心的一侧叫掌侧，相对的那一侧叫背侧。近端是以人体的心脏作为出发点，离心脏近的叫近端，离心脏远的叫远端。近端掌指关节的中央——四缝穴，它的功效是健脾消积、祛痰导滞。

　　我为什么会经常提醒大家用牙签呢？牙签分两个头，一个头是钝的，一个头相对来说比较尖的。你可以根据自己的耐受能力以及孩子的耐受能力，选择用钝头或用尖头去按压，也可以用父母的指甲去掐按四缝穴（一侧各四个共八个），八个穴位一起来掐，每个点掐 10 ~ 20 次，一天之内不分次数。不是说一天就掐个 10 ~ 20 次就可以了，要一会儿掐一下、一会儿掐一下，掐起来要有疼痛的感觉。对于很多做父母的来说，不管你懂不懂经络，懂不懂针灸，哪怕你一点点的知识都不懂，你只要知道这个地方，去掐掐就可以了。

　　用牙签按压或用指甲去掐按，是我个人治疗方式的一个演化。因为作为医生，我一般会用针去放血或点刺出血，出血之后，要挤出来一些黄白色透明样的液体。我经常会用血糖针（采血糖用的那个针）或者是医院里查血常规的那个针去扎，方法是一只手把孩子的小手全攒在你自己的手里边固定好，用 75％ 的酒精棉球在几个穴位处消毒，以很快的速度在四个点去点刺，四下全扎完之后才挤。挤完这个手，另一个手用同样的操作方法。因为扎四缝本身是要去扎，要点刺出血，在家庭中很多人下不了手，所以我才改良成让用牙签，或者是用指甲去掐，这个效果会比点刺出血差一点，但也是有效的。

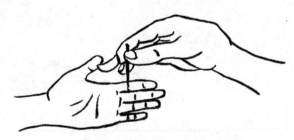

点刺出血并挤出少量黄白色透明样黏液。

　　好了各位，对于"小儿厌食症、消化不良、积食"这个篇章，我们讲解的内容比较多，有内服的还有外治的，甚至今天我们还讲到了穴位。大家回去之后好好消化一下。另外今天讲到了穴位，也是为下一节课做铺垫，因为下一节课我们会讲到家庭救急的内容，会讲到很多个穴位，敬请期待！

第二十讲

"家庭救急"——
实战实效的小妙招

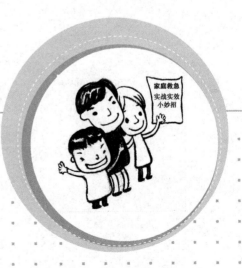

今天课程的重点是家庭救急。这里我说的是救急，不是急救，道理很简单，当我们说到急救的时候，很多人都会觉得被急救者一定是有生命危险的，急救和生命的危险程度有关。而我今天分享的救急是一个更宽泛的概念，其含义包含了急救，为什么要这么讲？因为在日常生活中，有很多疾病虽然危及不到生命，但是也已经让人急得不行了，这个时候，我们需要一些实战实效的小妙招来解决。所以，今天我所讲的主题，将是更宽泛、更广义的一个话题，叫作家庭救急。**我们都需要家庭救急而不只是急救。**

今天课程的副标题之所以定为实战实效的小妙招，原因是生活中我们经常会遇到很多不同的疾病，尤其是一些情况比较紧急的疾病，我们的第一反应就是去医院，而且要看急诊科，然而在现实生活中却很容易错失最佳的治疗时机。这种情况下我们该怎么办？我的答案很简单——先自己动手解决！因此在课程中，我试图给大家分享一些真正让你受用的、实战实效的小妙招，避免你每次都要着急又紧张地去医院看病、挂急诊。

今天课程的主题其实由来已久，最近几年里我经常会说，好大夫并不一定在庙堂，真正的好中医应该在民间，往往民间总是有真正的高手。你会发现，在民间有很多大夫身怀绝技，也许他们没有太高的学历，也许他们没发表过一篇论文，也许他们根本不知道你论文当中的那个"P值"到底是个什么东西。但是，正是这些只能称之为草根大夫的人手上却有绝活儿，这些绝活儿或许是他们自己也说不清道不明的理论，但是在临床运用中却是那么的有效。

近三四年中，我一直在努力地搜集一些来自民间的，治疗不同疾病的偏方、秘方。其间我也发现一些问题。中国民间的偏方有很多，中华民族，泱泱大国，先贤的智慧创造出很多灵验无比，经得起反复验证的中药方子及中药之外的方子。每一个配方都凝聚了很多人，甚至几代人的心血，使得这些配方弥足珍贵。但非常可悲的是，掌握这些配方的人往往是秘不示人，因此才称之为秘方。当前民间便散落着很多珍贵的配方，而持方人基本上都是谨遵祖训，宁可付之一炬，宁可死时带入坟墓，宁可烂在自己的肚子里，也不愿拿出来造福民众。这些问题让我既感到很惋惜，又让我觉得很担忧。

作为一位中医大夫，我觉得至少肩负着两点责任：第一是要努力地挖掘、发现和总结这样的秘方；第二是应该努力地去把它普及、宣传出去。

大家是否还记得我在第　次课程里曾经讲过，中医的种子应该在家庭，一个能用中医的方法去治病的家庭主妇或主男，至少可以惠及家庭中的三代人。所以说，我一直都坚信中医的种子应该在家庭，只有家庭中的每一位成员都能够了解中医、热爱中医、实践中医，中医才能够发扬光大。作为一位中医大夫，我有责任把自己搜集来的一些知识传播出去，只有分享知识才能更好地推广、普及知识。所以今天的课程，我重点是分享给大家前人总结并留下来的智慧。

本节课我讲的内容会很多，大概会讲到 13 种疾病，因为时间紧张我会讲得非常快，因此讲机理的时间不会太多。今天所讲的部分内容，如果是来自于我个人临床的真实经验，我会告诉你我是怎么想的，其机理是什么。但有些方法以及其中的机理是我从别人或从民间搜集来的偏方和秘方，可能我自己都说不明白为什么会这样用，很多机理连我自己都不懂。但我们不得不承认，它就是那么的有效。所以今天的课程，我重在一针见血地、直接地告诉你该怎么治，该怎么用，怎么快捷地解决家庭中需要救急的问题。

好了，现在咱们正式开始！

❧ "家庭救急" 之急性胃疼 ❧

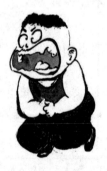

首先请看第一种疾病，叫急性胃疼。日常生活中我们常有急性胃疼，比如吃坏东西突然胃疼。不明原因突然犯起胃疼的时候我们该怎么办呢？我相信多数人第一反应是赶紧吃止疼片，但是很多时候吃了止疼片也没有快速地缓解，于是很多人就赶紧去医院急诊，而医院对急性胃疼的处理只有做 B 超这一种方法，发现 B 超结果没有任何问题后，胃还疼，怎么办？西医没有办法了，只能通过给你打一针 6542（注：盐酸山莨菪碱注射液，多用于胃肠绞痛、胆道痉挛、有机磷中毒等症状），或者是 6542 之类的止疼药，暂时缓解疼痛。

如果家庭中有人知道能迅速治疗、缓解急性胃疼的方法或小妙招，我们是否就可以把急性胃疼扼杀在家庭当中，而不必再去医院挂急诊了？接下来的分享，我将不会再讲汤药，因为救急的方法用煮药已经来不及了，今晚我将讲解各种不同的外治方法。

急性胃疼推荐救急法1：肘窝拍打、刮痧、放血

急性胃疼的第一个方法是拍打，请先记住肘窝这个位置。

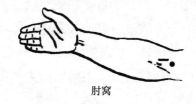

肘窝

从针灸经络理论考虑，整个上臂外为阳，里为阴。肘窝位置至少经过了手中的三条阴经，分别是手太阴肺经、手厥阴心包经和手少阴心经。在治疗急性胃疼的时候我发现，拍打并不是局限在某一条经脉的某一个穴位，而是在肘窝整个区域进行。拍打的时候，用你的左手去拍你右边的肘窝，拍的时候一定要用力去拍，不到5分钟，你的肘窝一定会拍出红色痧点。当你拍出痧之后，你的疼痛至少能缓解三分之一或是二分之一，这是我的个人体验。

然后你再换一只手拍打，用你的右手去拍打你左边的肘窝，同样的方式继续拍打将近5分钟的时间。这5分钟是根据刚才提出的个人体质而言，有些人可能拍2~3分钟就出痧了，但一般情况下，5分钟左右百分之百会出痧。当你的两个肘窝，同时被拍打出痧的时候，时间过去了将近十分钟，此时很多人的急性胃疼已得到充分缓解，甚至已经不疼了，这是第一个方法。

第二个方法是刮痧。当今社会对刮痧很热衷，也有很多人把刮痧吹嘘得十分神奇，不同的刮痧课程让大家眼花缭乱。很多人会认为，刮痧时一定要找一个非常牛的刮痧器具，加之市场经济的迎合，导致目前一个中医刮痧板能卖到几十元甚至上百元，这让我觉得很不可思议。我想问大家的是，几百元、甚至上千元一个的刮痧板在治疗中就能起到更大的作用吗？你们刮痧的时候，究竟是刮痧起了作用，还是刮痧板起了作用？刮痧板不过是一个媒介（工具），通过这个媒介（工具）达到出痧的效果。所以，你不要把重心放在

一个刮痧板上。当你胃疼时，又觉得拍打可能比较疼，可以尝试刮痧，下面我给大家分享一个真实的案例。

某个夏天，我和朋友一起去吃火锅，席间有一个朋友突然急性胃疼。当时他的朋友说："赶紧走，他经常急性胃疼，现在得赶紧去医院挂急诊，原来他犯胃疼的时候就是去看的急诊才给治好的。"另外一个朋友说："刚好祁大夫在这呢，看看祁大夫有没有更好的方法可以缓解急性胃疼。"当时我刚刚学到通过肘窝来处理急性胃疼的方法，于是我灵机一动，决定试试这个方法验证一下。我想到了刮痧，但是吃火锅可没人带着刮痧板，于是便顺手从钱包中拿出一张银行卡当刮痧板。刮痧的过程还需要油，于是用手蘸了点火锅小料香油涂在了朋友的肘窝上，然后用银行卡去刮肘窝。大概一侧刮了不到20下，朋友跟我说不疼了，又在另一个肘窝继续刮了接近30下，朋友的两个肘窝都开始逐渐出痧了，他的急性胃疼就这么结束了。随后，在场的所有人都惊叹中医是如此的神奇！

我跟朋友们说，中医一直以来都很神奇，这些方法，就是家庭必备的小妙招。今天你们既然在现场目睹了这个方法，就请一定要记住这个小妙招，并且要学会它、掌握它。如果在家庭中出现这类突发情况，你们完全可以上手处理。

有同学问刮痧的方向，只要朝同一个方向就可以了，不用一定朝哪个方向，或上或下都可以，目的只是为了出痧。除此之外，对于胆子大的人，你还可以放个血。刮出痧后，肘窝这个位置已经出现了一些毛细血管的破裂。这个时候，用三棱针或者是血糖针再扎那么两下，让它出血，随后你再放出几滴血来，这对于急性胃疼简直就是秒杀了。

以上是我给大家分享的救急急性胃疼的第一个小妙招，可以同时采用三种方法在肘窝上做文章。第一种方法是拍打，但是拍打的方法是比较疼的；第二种方法是刮痧；第三种方法是放血。

本节课我给各位分享的所有小妙招均是以迅速缓解急症为主的，当症状缓解之后，建议你再去医院进一步就诊，看看导致你胃疼的原因究竟是什么？

民间的每一个偏方或者秘方，都不可能百分之百适用于所有人。你会发现有些秘方对于一些人来说特别神奇，但对于另一些人来说却是不管用的，所以我在这里会给大家分享不同的偏方。

如果你用了肘窝治疗法依然不管用的话，该怎么办呢？

急性胃疼推荐救急法2：点、按、揉、掐"梁丘穴"

梁丘穴：在股前区，髌底上2寸，髂前上棘与髌底外侧端的连线上。

功效：通经利节，和胃止痛。

再推荐给各位第二个小妙招，找一个叫"梁丘"的穴位。梁丘穴的位置在股前区髌底上2寸，髂前上棘与髌底外侧端的连线上。大腿在中医里称为"股"，股前区就是大腿的前面。膝盖这个地方称为髌骨，髌底在屈膝关节或90°时，膝关节的正上方。"寸"的概念在中医经络里叫"同身寸"，所谓"同身寸"是以病人本人手指的宽度作为测量方法，比如我们将患者拇指的指间关节的宽度作为1寸。一般我们将四指并拢的宽度定为3寸，髌底上2寸也就是约三指的高度。髂前上棘与髌底外侧端的连线上，这个详细定位是从我的大学课本《中医针灸学》上直接摘抄下来的。

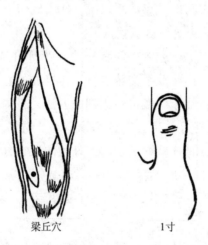

梁丘穴　　　　　　　1寸

这两个解剖位置对很多人来说很是崩溃，我们在学针灸的时候，必须先学解剖学，对于"家庭小药箱"的同学，因为没有学过解剖学，所以无法理解这些解剖位置。髂前上棘在哪儿呢？不知道。髌底外侧端似乎还明白，等会儿我会告诉你们更为简单的穴位寻找方法。

梁丘穴的功效就是通经利节、和胃止痛。梁丘穴是个"特定穴"，是足阳明胃经的"郄穴"。人体的十二经脉和任督二脉合称为"十四正经"，在"十四正经"中具有特殊治疗作用并以特定称号概括的叫"特定穴"。"特定穴"有很多不同的穴位，分成"五输穴""原穴""络穴""郄穴""下合穴""俞穴""募穴""八会穴""八脉交会穴"等。梁丘穴是足阳明胃经的"郄穴"，"郄穴"在针灸中被认为是救急的穴位，"郄穴"的特点就是止疼、救急。理解了这个概念之后，就可明白梁丘穴的作用就是通经利节、和胃止痛。

刚才咱们分享了髂前上棘与髌底外侧端连线的方法，如果还是找不到，我再告诉你一个非常简单易行的寻找方法。请看下图，首先三指的位置已经很明确了，如果我们沿着髌底画一条横线，在上2寸位置再画一条平行的横线作为横坐标，然后在髌底外侧端画一条竖线作为纵坐标，你会发现，横坐标和纵坐标的交汇点就是梁丘穴，这样是不是好找些？

如果你还是找得不准确，没关系，今天我讲的救急办法不需要你用针，如果你用针灸，穴位就要找得非常准确。但是，我要教你的方法是以指代针，去点、按、揉、掐梁丘穴。当你用手指去点、按、揉、掐的时候，你掐的一定是一个相对大的区域，而不是一个非常精准的点。所以说，你大概知道这个位置就可以了，你用手指点这个区域就行了。

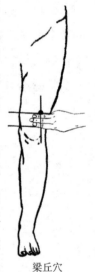

梁丘穴

人有两条腿，梁丘穴也左右各有一个，当你在点、按、揉、掐梁丘穴的时候，你要双手交替进行，先掐你的左腿，再掐你的右腿。这是我在临床中经常会用到的方法，很多时候我的病人突然出现急性胃疼，我会在这两个穴位上先扎两针再说，多数情况两针下去胃疼就好了。以上是我向大家分享的救急急性胃疼的第二个小妙招，直接揉、按、点、掐"梁丘穴"，梁丘穴是足阳明胃经的"郄穴"，而且一定要达到酸、麻、沉、胀的感觉才有效。

急性胃疼推荐救急法3：点、按、揉、掐"至阳穴"

至阳穴：位于两肩胛骨最下端连线中点的脊椎凹陷处。

功效：利胆退黄，宽胸利膈。

有人说，掐按梁丘穴对于一些孩子还是不能接受的，不用梁丘穴，还有没有其他的方法？向大家推荐第三个小妙招"至阳穴"。顾名思义，至阳穴就是达到了阳气比较旺盛的地方，因为后背主一身之阳，这个穴位在人体后正中线督脉上（前正中线叫任脉）。至阳穴是督脉阳气隆盛的地方，也就是说经气到了这个穴位，阳气就比较旺盛，所以叫至阳穴。

这个穴位在哪儿呢？当我们人体正常站立的时候，两个肩胛骨都有一个最低点，两个最低点连线的中点，对应的是第7胸椎，第7胸椎的脊柱凹陷处，就是至阳穴。至阳穴并不仅仅只能对付急性胃疼，之后还会讲到另外一种病，也会用到至阳穴，但今天大家只要记住当急性胃疼发作时至阳穴非常有效就可以了。以上是向各位分享的第三个小妙招，我们使用"至阳穴"的时候，依然是采用点、按、揉、掐的方法。

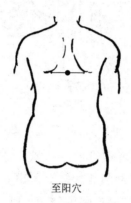

至阳穴

"家庭救急"之冠心病急性发作

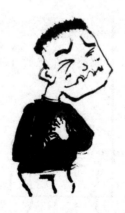

第二种病症是关于心慌、心悸、心律失常及冠心病的发作。很多老年人可能长期患有冠心病，发作时经常会出现心慌、心悸、心律失常的症状。这时他们基本上都会赶紧含服硝酸甘油、丹参滴丸等，但有些人吃了这些药依然不能很好地缓解，这时只能看急诊了。现在我们是否可以不吃硝酸甘油、丹参滴丸，而采用一些更加有效、简便的方法来迅速缓解呢？

冠心病急性发作推荐救急法1：点、按、揉、掐"内关穴"

内关穴：在前臂掌侧，腕横纹上2寸，掌长肌腱与桡侧腕屈肌腱之间。

功效：宁心安神，舒肝和胃，止痛。

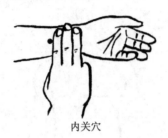

内关穴

内关穴在腕横纹上两寸，两筋之间。握着拳头看着腕横纹，再摸一摸自己手臂的位置，看看是不是有两条筋，这两条筋叫肌腱。在两个肌腱之间，手臂的正中线位置，腕横纹上两寸（约三横指处），点、按、揉、掐"内关穴"。掐的力度一定要让内关位置感觉到酸、麻、沉、涨。还是要左手掐右手，右手掐左手，基本上掐5～10分钟，心脏的不适症状就会得到缓解。这是给各位推荐的第一个缓解心脏不适的小妙招——点、按、揉、掐"内关穴"。

冠心病急性发作推荐救急法2：点、按、揉、掐"至阳穴"

至阳穴：位于两肩胛骨最下端连线中点的脊椎凹陷处。

功效：利胆退黄，宽胸利膈。

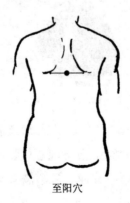

至阳穴

如果你发现内关穴的方法不够用，那可以用第二个小妙招——点、按、揉、掐"至阳穴"。至阳穴不仅可以治疗急性胃疼，还可以迅速缓解冠心病的发作。至阳穴是一个位于督脉上的穴位，那么它对应的任脉是什么位置呢？就是膻中的位置。膻中穴位于人体前正中线上，两乳头连线的中点。膻中的这个"膻"字，中医理论现在有人把它定义为多音字，既可以念"但"（音），也可以念"谈"（音），膻中穴为气会，即"气会膻中"。

当你点、按、揉、掐"至阳穴"时，可以让你的家人帮忙，用一只手点住至阳穴，另一只手点住膻中穴，然后两只手一前一后地挤压按揉。我曾经用这个方法在不同场合救过若干个人。这是给各位推荐的第二个缓解心脏不适的小妙招——点、按、揉、掐"至阳穴"。

有人问心梗急救可以这么做吗？当然可以啊！刚才讲到冠心病的急性发作，心梗急救完全也可以这么做啊！在突发心梗的时候，也是需要在抢救的过程中，为治疗争取更多的时间的，所以说一定可以采用这样的方法。

"家庭救急"之哮喘发作

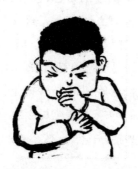

接下来是针对哮喘发作的救急缓解。不管是什么季节，很多人都会出现哮喘，多数情况下哮喘是有缓解期和急性期的。当哮喘发作的时候，会憋得上不来气，在这种非常紧急的情况下，还是需要去医院急诊，但是在路途中，不能让病人憋死，那么是否有非常救急的方法，可以迅速缓解一些症状，为治疗争取宝贵的时间呢？

哮喘发作推荐救急法：点、按、揉、掐"鱼际穴"

鱼际穴：位于第1掌骨中点赤白肉际处。

功效：清热润肺，利咽通络。

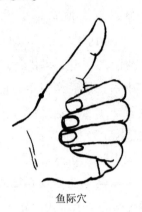

鱼际穴

哮喘在急性发作的时候，推荐给你点、按、揉、掐"鱼际穴"这个方法。哮喘是属于肺经的疾病，鱼际穴是归属于手太阴肺经的经脉，鱼际穴定位在第一掌骨中点赤白肉际处。我们的手可分为手掌和手背，手掌的颜色是白的，手背的颜色是土黄色，也可以说是偏赤色，所谓的赤白肉际交界的地方，就是手掌和手背交际的地方。人有五个掌骨，首先找第一掌骨的中点，然后找手掌和手背交际的地方，在这个地方按、揉、掐一般会感觉比较酸。

当哮喘急性发作的时候，要迅速地点、按、揉、掐"鱼际穴"。如果敢用针，扎一针也是可以的。我们今晚讲的小妙招是针对非医学人士，教给你们的都是最安全的方法，是你们的家人完全可以拿来操作的。以上是给各位分享的哮喘急性发作的救急小妙招——点、按、揉、掐"鱼际穴"。

"家庭救急"之急救

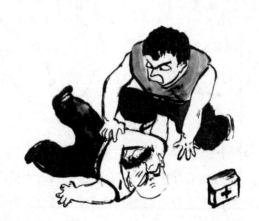

接下来分享的内容是急救，急救是家庭救急范畴的一部分。说到急救，许多人心中都会想到生命安全问题，它和急性胃疼不一样，急性胃疼不救也不会死，对于急救来说，当一个人的生命处于危在旦夕的关键时刻，如果不能够马上采取急救，生命可能就会终结。当一个人昏倒的时候，当一个人需要去紧急救治的时候，或者说已经在送往医院的途中……这个时候该怎么办？如果不把握好急救时机，也许送到医院就为时已晚。

我相信很多人都知道一个最基本的方法是掐人中。我们把掐人中理解为沟通了人体的阴阳。因为人中的位置，刚好是在任脉和督脉的相互交点，所以说掐人中有效。但是我们却发现，掐人中不仅非常疼，而且有时候掐人中未必真的管用。这个时候除了掐人中之外，我们还应该掌握的方法是什么？祁老师会教给你比掐人中更有效的方法。

家庭急救推荐救急法："十宣穴"放血

十宣穴：在手十指尖端，距指甲游离缘0.1寸，左右共十个穴位。

功效：开窍醒脑，泄热镇痉。

十宣穴酒精消毒，用血糖针放血，可以在紧急关头起到急救作用。十宣穴在十指的指尖端，在十指的尖端放血十分有效，紧急关头可以起到急救的作用。因同时牵涉到中医和西医的机理，时间原因，就不解释机理了，直接

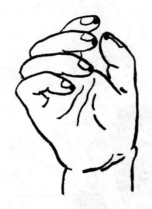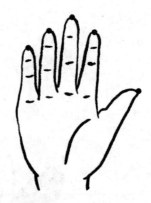

十宣穴

告诉大家放血的方法。用酒精在十宣穴上消毒后用血糖针放血，放血时没有酒精消毒就先不用，紧急关头直接扎，先救命，之后再去消除感染。

在没有血糖针的情况下，放血时可用缝衣针或任何尖锐的东西代替扎出血。但要切记，急救者要先去将一将病患的双手，把血往指尖方向将，让指肚开始充血后再扎。有时被急救者处于平躺位置时，没有将手指就去扎，扎10下也可能不出血或出血很少，这样意义就不大。所以在扎手指前要从指根向指尖将一将，让十个手指肚充血后再扎针放血，放血量够大才能起到急救的作用。

虽然这个小妙招在我们生活不一定用到，但一旦用到，是可以挽救一条生命的。如果是在病人前往医院的途中，用急救的方法争取了宝贵的治疗时机，将是件功德无量的事情。

"家庭救急"之感冒用药

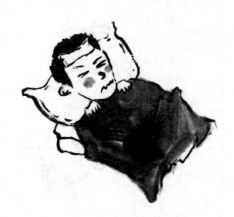

再说一下感冒问题。突然发烧了或感冒一直没有好，这个时候又不想熬汤药，或者出差时感冒了不方便煮药，有没有一个相对公式化或标准化的方案来救急呢？

感冒推荐救急法：迅速选择中成药

分不清风寒风热者，首选防风通圣丸。

夏天感冒者，首选藿香正气水。

感冒一周不愈者，首选小柴胡颗粒。

感冒救急有三点：

第一点，当你分不清是风寒感冒还是风热感冒时，首选【防风通圣丸】，此药不会有什么风险。"有病没病防风通圣"，即使不符合你的感冒类型，防风通圣也不会有什么害处。

第二点，只要是夏天的感冒，无论哪种类型感冒，首选【藿香正气水】，因为藿香正气水本身就是非常适合于夏天治疗暑湿的一种药品。

第三点，当你的感冒拖延了很长时间，就去喝【小柴胡颗粒】。

这是关于家庭感冒救急的三个小妙招，这三种药作为家庭常备感冒用药，必须要记住。当你用过这些药之后，再根据我们讲过的第一节课去具体分析你的症状到底是属于风寒、风热还是寒热并存型。

"家庭救急"之过敏性鼻炎

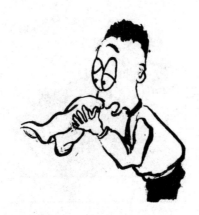

过敏性鼻炎这个病虽不要命，但很影响生活质量。经常有朋友向我询问救急的方案，今天就告诉你们我是如何来缓解这个病症的。有些人问，我用氯雷他定行吗？这对于有些人来说是无效的。

过敏性鼻炎推荐救急法：艾灸"大椎穴"

大椎穴：在后正中线上，第7颈椎棘突下凹陷中。

功效：清热解表，截疟止痛。

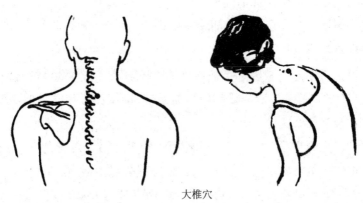

大椎穴

坚持艾灸大椎穴会有很好的缓解和治疗作用。我的方法是艾灸"大椎穴"，连续灸20分钟左右，第二天过敏症状就会缓解很多。

先看一下大椎穴在什么位置。我给大家两张图片，第一张图片（左上图）

是人体骨骼的图片，你会看到大椎穴是在第 7 颈椎棘突下，那究竟该怎么找或怎么数呢？我们再看右上图。

当一个人低头的时候，最突出的骨头也是最高的骨头就是第 7 颈椎，它的棘突下就是大椎穴。还有一个方法，当你转头的时候，脖子跟着转，颈椎也会跟着转动，但往下的第一胸椎不会动，在动和不动之间的位置就是第 7 颈椎。

顾名思义大椎就是最大的椎体。大椎穴是在针灸穴位中较为有名的穴位，具有益气壮阳的功效。因为它是手足三阳经和督脉之汇，手足三阳的阳热之气由此汇入本穴，并且与督脉的阳气再一起上行至头颈，所以这个穴位是阳气旺盛的地方。因为督脉是主一身之阳，手足三阳的阳气又汇聚在此，所以这个穴位有很好的益气壮阳的功效。

过敏性鼻炎从西医学角度考虑一般是免疫系统的问题，如果一个人经常容易过敏，这是免疫功能下降的表现，说明人体抵抗不了外界的花花草草，抵抗不了春秋的风，这需要鼓舞人体的阳气来抵抗疾病的发生。坚持艾灸大椎穴对过敏性鼻炎会有很好的缓解及治疗作用。

‹祁老师答疑区›

问题 1：刮痧可不可以？

祁老师：在我看来，刮痧的效果不如艾灸。大椎穴本身是手足三阳经和督脉汇聚的地方，本身具有益气壮阳的功效。艾条是用艾叶做的，我们曾说艾叶的作用是温阳的，用艾叶来灸大椎穴的话，是不是更能鼓舞人的阳气？所以它比刮痧效果好。

问题 2：早上灸还是晚上灸好？

祁老师：提这个问题的人还不明白我们讲的救急的概念，我们讲的是家庭救急的小妙招，那你还要等时间吗？是不用等时间的，随时需要随时艾灸，救急是不分时间的。

问题 3：其他过敏症状是否可以艾灸？

祁老师：都可以，过敏在中医看来都是免疫功能下降所导致的。

❧ "家庭救急" 之急性咽炎 ❧

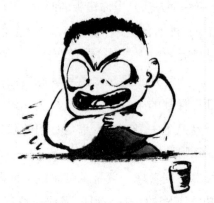

急性咽炎这个病也死不了人，但很多时候也需要救急，我建议你们不要去吃那些清热解毒的药，会吃得肚子疼也伤胃。

❧ 急性咽炎推荐救急法：按压、放血少商穴和商阳穴 ❧

少商穴：在手拇指末节桡侧，距指甲角0.1寸。

功效：清热利咽，开窍醒神。

商阳穴：在手食指末节桡侧，距指甲角0.1寸。

功效：清热消肿，开窍醒神。

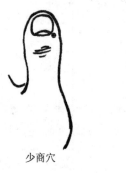 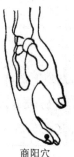

少商穴   商阳穴

我推荐救急的措施是按压、放血少商穴和商阳穴。少商穴属于手太阴肺经的井穴，为五输穴之一，位置在拇指的桡侧，距指甲角0.1寸。商阳穴在食指末节桡侧，距指甲角0.1寸（见上图）。"里尺外桡"是指小指的一侧为尺骨，拇指的一侧为桡骨，少商穴和商阳穴都属于桡侧。如果你还是不好区分，可以把这两张图保存下来，直接看着图去点穴位就行了。

用一根牙签的尖头去按压穴位，或者用采血针放血。很多人在家里不太容易操作放血或者不太敢放血，那就用牙签。牙签分两头，一头为尖头，一头为钝头，尖头相对比较尖，也可以它把打磨稍钝后再去按压。为什么用尖头，就是为了增加刺激量，刺激少商和商阳这两个穴位。

有些人需要按压到两只手，一共四个点的少商穴和商阳，有些人可能仅按压一只手就有效果了。按压的时间没有限制，一定要按得自己感觉大概差不多可以了，不疼了为止。等嗓子疼痛缓解之后，你再用我曾经讲过的代茶饮。这是通过少商穴和商阳穴救急急性咽炎的小妙招。

"家庭救急" 之腹泻

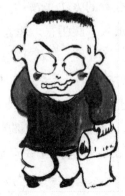

家庭中经常会出现的一个病症是腹泻。腹泻的时候很痛苦，很多人会一天腹泻很多次，但是第二天还要上班，有没有一些不花钱却又能迅速缓解腹泻的救急小妙招呢？

腹泻推荐救急法1：按揉、刮痧、艾灸"天枢穴"

天枢穴：在腹中部，距脐中2寸。

功效：调理肠腑，升降气机。

给各位推荐的第一个救急腹泻的小妙招——按揉、刮痧、艾灸"天枢穴"。每个人都有两个天枢穴，天枢穴在脐中旁开两寸（三指）的位置，很好

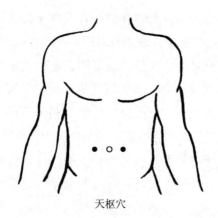

天枢穴

找。临床上我经常会去针刺病人的天枢穴。

天枢穴具有调理肠腑升降气机的功效，这个穴位具有双向调节的作用。便秘的时候可以用这个穴位，腹泻的时候也可以用这个穴位。总体来说，天枢穴的作用就是为了帮助肠道恢复正常的功能，所以便秘能用，腹泻也能用。因为大家不会用针，所以我推荐的方法是按揉、刮痧或者艾灸。曾经有个病人不在北京，当时向我紧急求救，腹泻很严重怎么办？我说就刮痧吧，刮刮天枢穴，刮完以后第二天就不腹泻了，这是其中一个小妙招。

天枢穴是我个人非常非常喜欢的一个穴位，基本上对于腹部的很多疾病，是治疗必选的一个穴位。对于天枢穴，我基本上会用一个两寸半或者三寸的针扎进去，因为中医有句话叫"腹如井"。腹部的穴位一般相对安全，如果你们不会或不知道进针深浅的话，针进得深一点或浅一点都不至于出现大的偏差。

腹泻推荐救急法 2：藿香正气水

因饮食不卫生而致的腹泻，直接用藿香正气水。

除了天枢穴之外，我们还有其他的小妙招可以考虑一下。腹泻的时候我们曾反复讲过另外一个治疗方法——服用【藿香正气水】，因饮食不卫生所致的腹泻可直接用藿香正气水。各位会发现，藿香正气水在我们的整套课程中提到过多次，当你发现自己腹泻，原因可能是昨天晚上吃了不干净的羊肉串，或者吃多了东西的时候，那就先喝上藿香正气水吧。

好了，以上是关于腹泻的救急小妙招。

《祁老师答疑区》

问题1：天枢穴附近全是肥肉，能刮吗？

祁老师：当然可以刮，肥肉就不是肉了吗？难道只能刮瘦肉吗？当你去救急的时候，不会关注这是肥肉还是瘦肉的。

问题2：外婆刚查出肠套叠，最近吃不进饭，呕吐，可以按揉天枢穴吗？

祁老师：本节程所讲内容是关于救急的方案，不针对肠套叠进行治疗。当腹泻或者呕吐很严重的时候怎么办，天枢穴会有用吗？绝对有用！先缓解急症再说，之后可以再进一步治疗肠套叠。藿香正气水或按揉天枢穴也许根本治不了肠套叠，但是现在是需要救急。

今天我们讲的全是关于救急，全是为了对"症"治疗，针对某个症状来缓解的，症状缓解之后，该如何去诊断，还须去就医诊断。

⁓"家庭救急"之小儿便秘⁓

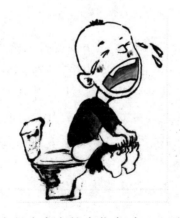

关于小儿便秘，现在很多家庭的小儿有时二三天不拉大便，甚者一周不拉大便，这类情况也很痛苦，怎么办？去医院就诊很多大夫都开泻药，把孩子大肠都泻坏了，让人感觉很可怕。而且即使吃药时好了，停药后还继续便秘。

对于小儿便秘的情况，我们可以分为缓和急两种情况。

第一种缓的情况，小儿没有别的大毛病，就是便秘。你可以去找大夫看病，也可以参照我们曾经讲的代茶饮或中成药的方案平时进行调理。但是今天讲救急的方法，是因为生活中经常有家长发现小儿拉不出来大便后非常着急，小儿脸憋得从发红到紫就是拉不出来，拉得非常痛苦，憋得非常难受，我们该怎么办？家人总不能每次都去医院，也不能错过治疗时机吧？那就自己动手吧！

小儿便秘推荐救急法：推大肠

推大肠。在食指外侧，从食指根部推向食指尖部，300～500下，对实热型便秘疗效显著。

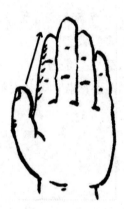

推荐的小妙招，就是小儿推拿当中的"推大肠"，应该记住这个方法。"推大肠"是小儿推拿当中非常常见，也是非常实用的方法。

推大肠该怎么推呢，在食指的外侧，从食指根部推向食指尖部，推300到500下，对实热型的便秘疗效显著。不要反方向推，也不要来回推，是顺着一个方向推，这个方向我们称之为泻，反方向是偏补的，如果来回推是偏向于平补平泻。当小儿大便拉不出来的时候需要去泻，这时就要顺着食指根部往指尖方向去推。先让小儿拉出来大便，之后再去选择我所分享的小儿篇当中的一些方法。

以上是给各位分享的小儿便秘的救急小妙招。

祁老师答疑区

问题1：怎么区分实热？

祁老师：凡是大便拉不出来都可以推大肠，先拉下来再说。现在我只能写是针对实热型便秘，因为它是泻大肠的，既然是泻肯定就是对应热型的便秘治疗。

问题2：推大肠对11岁的孩子管用吗？

祁老师：对11岁的孩子意义不大了。我曾经在小儿厌食、消化不良的时候讲过四缝穴的问题，基本上是针对3岁以内的孩子，5岁左右的也可以，11岁要按照成人的方式进行治疗了。小儿推拿的机理是什么？你们要明白，是因为小儿的皮肤比较娇嫩，比较敏感，在推的过程中他的体内就有反应。如果小儿年龄大了皮肤就没那么娇嫩了，推的时候就达不到应有的效果了。

问题3：祁老师，抱歉问一个与小儿便秘无关的问题，此刻牙很疼，求救急方法？

祁老师：给你说一个方法，现在就可以尝试，不管是上牙疼、下牙疼，通通按这两个穴位，分别是合谷穴，颊车穴。合谷穴在手上，颊车穴在脸上。其实这两个穴位一个治上牙疼，一个治下牙疼，但是现在一块按就行了。合谷穴必须要通过掐的，必须要感觉到酸麻沉胀才有效。

颊车穴：在面颊部，下颌角前上方约一横指（中指），当咀嚼时咬肌隆起，按之凹陷处。功效：散风清热，开关通络。

合谷穴：在手背，第一第二掌骨间，当第二掌骨桡侧的中点处。功效：清热解表，明目聪耳，通络镇痛。

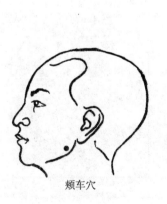

颊车穴

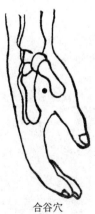

合谷穴

～ "家庭救急" 之外伤出血 ～

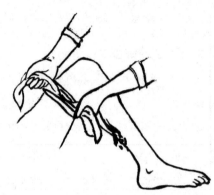

　　家庭当中难免会出现一些磕磕碰碰，常会有一些外伤出血的情况。外伤出血不能只备创可贴，伤口再稍大一点点，创可贴就止不住了。另外一种情况，如果伤口已经到了非常非常大的程度，需要赶快去医院了，去医院之前家庭救急的小妙招同样可以帮你赢得宝贵的救治时机。

　　外伤出血，我们该怎么办呢？有同学说到了云南白药，云南白药是国家保密的一个配方，也是家庭常备药，对外伤有用。但是我今天推荐的小妙招，比你们所知道的这个方法更神奇！

外伤出血推荐救急法：止血神药——三七

三七

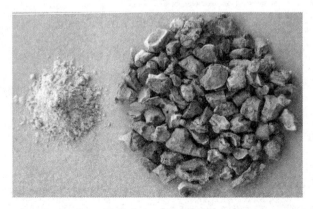

散瘀止血、消肿止痛

推荐给各位一个小妙招，用三七。我把三七叫作是"止血的神药"，三七的功效是散瘀止血，消肿止痛。

我给大家分享两张三七的图片，下边图片中这个是三七块，在临床当中，一般情况下我们见到更多的是三七粉，就是把三七打成粉，上边图片就是三七粉。

三七既能活血化瘀，又可止血，还有一定的补益作用，我建议各位家里必须准备些三七粉备用。三七很贵，但是每次用的时候肯定用不了那么多，每次通常用个 1～2 元钱的三七，我之前说过本套课程所有的治疗方法都不会超过 30 元钱。三七粉具体该怎么用呢？举两个例子。

第一个例子是伤口出血的时候，稍用一点三七粉倒在伤口上，伤口也不会疼的，用纱布包扎一下，血就止了，几日伤口可愈。有同学说为什么不选择云南白药呢？也可以的！但三七的效果要比云南白药的效果更好。各位发现没有，云南白药其中的成分之一就是三七，但是云南白药中的三七肯定不是纯的三七。这就如同吃一盒中华鳖精不如吃一只活鳖管用，懂我的意思了吗？好了，以上是第一个救急伤口出血的例子。

第二个例子是鼻出血。有些人鼻子经常容易出血，鼻出血的时候，纱布上撒少许三七粉，进行鼻腔填塞，塞进去就行了。因为生活中我经常见到很多人在鼻子出血的时候，不知道是哪来的方法，会用凉水在自己的额头上拍来拍去，据说这样可以止鼻血。我们发现它的机理就是采用一种冷敷的方法去止血。但你发现有些人拍来拍去鼻子还在哗哗流血，用凉水拍额头未必见得有效，十个人中有五个人见效就不错了。

在鼻子里面塞三七这个方法，是我在大学时学到的，给我留下的印象非常深刻。大学里上中药课时，中药老师说三七是可以止血的，比如说鼻子出血时用三七填塞一下就可以了。中药老师当时讲得很详细，说在纱布上撒一点三七，然后把它塞到鼻子里面。如果鼻子突然大出血，那也可以用，赶快止血，先止血之后再去看急诊。

神奇的民间止鼻血法

鼻子出血除了用三七之外，民间还有一个小妙招，这个方法是我从河北的一个老爷子那儿听说的。后来我问了几个病人，发现还真管用。当时老爷子跟我讲，中指根部系绳子，就能止鼻血，但这个绳子必须是红绳子。

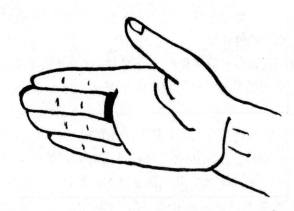

　　当时他和我讲得非常清楚，必须要系红绳子，一定要用红绳子把两只手的中指根部系好。松弛度不能太松也不能太紧，这个度自己掌握，太松的话，起不到效果，太紧的话，影响了血液流动。然后我就开始体验了，后来我身边的一些小孩儿流鼻血，我就给他们用这样的方法，用完之后，我发现对好几个孩子还真管用，但是也不是对所有孩子都管用。没有效果时还是要用三七。

　　后来我发现，老爷子跟我讲的有点不对，不见得一定要用红绳子。我发现，用什么绳子都行，白、黑绳子都可以，只要绳子能把中指根系上就可以。

　　这是来自民间的智慧，其间的道理我至今也说不清、道不明，但就是这么用了。这个小妙招教给大家，可作为你们家庭救急中的备用方法。我看到有同学说了："试过用橡皮筋系中指，效果也是立竿见影。"我就说了嘛，老爷子当年告诉我说，一定要用红绳，后来我发现没有红绳，用其他绳系也是可以的。好了，以上是给各位分享的关于外伤出血的救急小妙招，到此结束。

"家庭救急"之烧烫伤

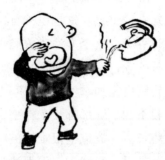

接下来，咱们说一下烧烫伤。家里面难免会出现一些烧伤或烫伤的情况。不管是烧伤也好，烫伤也罢，民间有一个误区，烧烫伤的时候，赶紧去冲凉水，有时冲完之后，皮都掉了。这是一个很可怕的现象，皮肤本身已经被烧伤了，你再用冷水一激，这是冰火两重天啊！所以说，冲凉水对烧烫伤的恢复来说不见得就是好事。

烧烫伤推荐救急法：白糖加水外敷

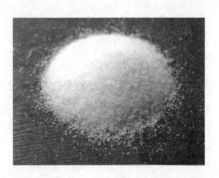

那么烧烫伤究竟应该怎么办呢？也是民间的一个小妙招，这个方法是我从河南学回来的。在河南一些农村，烧烫伤的时候经常用这个方法——白糖和水。

烧烫伤之后不要用凉水去冲，用咱们吃的白糖加水，湿敷到创面上，能够立刻止痛修复。只要创口不破，都能使用。如果是创口破了的情况，这用方法使用起来会觉得非常疼。至于多少糖和多少水？自己掌握，民间方法，没有确定的量，就相当于我们曾经讲过的一些代茶饮一样，适量吧。浓度要稍高一些，水稍少一些，白糖稍多一些，白糖溶化后把它敷上去，你可以再简单包扎一下，也可以不包扎。

有同学分享了一个小妙招，蛋清加麻油倒在锅里煎，煎到蛋清糊了以后，把油沥出，冷却后不停地抹在烧烫处。这也是来自民间的一个方法，就是用鸡蛋清加麻油，大家可以记一下，这个方法我曾经也给人用过，但这个方法需要提前准备，不适用于现在马上救急的情况。

后来我在一本书中看到用白糖加水治疗另外一个疾病——褥疮。有些病人由于常年卧床不起，屁股下面、腿部都长了褥疮，患者本人非常痛苦。现在医院通过一些西药或中药来治疗褥疮也很难解决问题。不要以为用如意金黄膏就能马上治好褥疮，不见得。我现在记不太清自己看过的哪本书中，也是一个民间大夫写的，他曾经直接用白糖敷在了褥疮上，然后发现治疗褥疮效果很好。治褥疮时白糖不用加水，因为褥疮那个地方都破了，本身就渗水，直接把糖敷上去就可以了。这个方法我没有亲自体验过，也没有给我的病人用过，因此不确切知道它的疗效究竟怎么样，所以这个小妙招我不敢讲。有同学问我，用绵白糖还是砂糖，其实不管用什么糖都可以，只要是糖就行。

以上是给各位分享的烧烫伤救急的小妙招。

◆祁老师答疑区▷

问题1：创口破了怎么办？

祁老师：破了的话依然参考讲解三七的章节，因为这类外伤往往是开放式创口。

问题2：烧烫伤用芦荟胶，这个方法有效果吗？

祁老师：一定有效果，芦荟本身的作用就是清热解毒、消肿。家里可以备芦荟胶，但有些时候家里未必一定有芦荟胶，况且白糖加水的效果要比芦荟胶的效果好一些。

"家庭救急" 之蚊虫叮咬

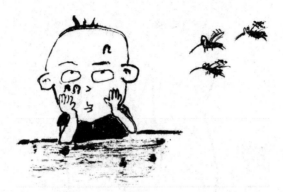

原来我们一直认为只有夏天有蚊子,后来发现冬天也有蚊子。蚊子叮咬后,大人尚且能够忍受,但对于孩子来说,咬一下就哭闹不止。而家庭常备的蚊虫叮咬药品,大都是花露水、清凉油之类的东西,对于孩子往往不太管用。究竟该怎么办呢?我向大家推荐一个小妙招,比用清凉油、花露水更管用,这是我的一位老师教给我的方法——艾灸。

蚊虫叮咬推荐救急法:艾灸患处

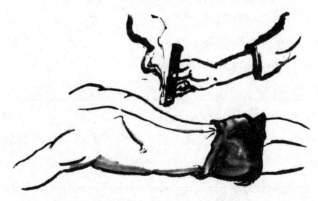

艾灸蚊虫咬伤的部位,基本上一会儿就不痒了,这个小妙招我曾经屡试不爽。因为我自己,我的家人也被蚊虫咬过。涂抹过清凉油之后,还是挠,还是痒,大晚上睡不着,很痛苦,用艾灸灸一会儿就好了。如果没有艾条,香烟也行。点根烟,不分牌子,用一根最便宜的烟就可以,去灸一灸也会有效果。有同学说用口水抹一下，我觉得应该也是可以的。

好了，以上是给大家分享的救急蚊虫叮咬的小妙招。

～∽"家庭救急"之腿抽筋∽～

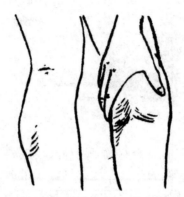

腿抽筋一般是突发性的，很多人说马上用脚后跟蹬地，但事实上，用脚后跟蹬地的方法也不是每次都见效。

腿抽筋推荐救急法：点、按、揉、掐"承山穴"

承山穴：伸小腿，腓肠肌两肌腹与肌腱交角处。

功效：舒筋活络，理气消痔。

我推荐给各位的小妙招是点、按、揉、掐"承山穴"，反复地去点、按、揉、掐承山穴可以缓解腿部抽筋的疼痛。

当你伸小腿的时候，承山穴位于腓肠肌两肌腹与肌腱的交角处，这是个听起来很难理解的解剖名词。腓肠肌我们俗称小腿肚，有两块肌腹，两肌腹与肌腱交界的地方，交角处就是承山穴。承山穴的功效是舒筋活络，理气消痔。消痔是指消除痔疮，承山穴还有一定治疗痔疮的功效，所以对一些患有痔疮的病人，我也会用到承山穴。有同学问后背肌肉抽筋和手抽筋有没有救急的方法，在我看来这些病症还不能归为救急的范畴。

本节课咱们谈到的承山穴功效主要是舒筋活络。最简单的找穴方法就是踮起脚尖，小腿后侧肌肉浮起的尾端即为承山穴。承山穴隶属于足太阳膀胱经，具体操作是点、按、揉、掐，哪个腿抽筋了，就操作哪个腿。

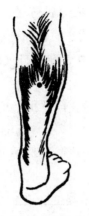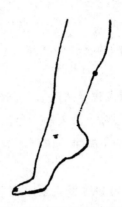

微微施力踮起脚尖，小腿后侧肌肉浮起的尾端即为承山穴。

以上是跟各位分享的一共 13 类病症的救急方案，当你回忆起这 13 个方案时，会发现这是我们日常生活中最为常见的，最为需要的救急小妙方。

有同学问有酒醉的解酒方吗？**解酒可以用葛根或葛花煮水喝**。掌握这个方法是要为了防患于未然，具体用量为适量。

对于前面课程中所讲的中成药的选择、代茶饮的选择，以及本节课中分享的家庭救急方面的外治方法，我们的目的只有一个，就是帮助大家防病于未然。当出现问题时不要紧张，要冷静，可以根据咱们分享的小妙招去做第一步的处理。

总 结

咱们讲了这么多的家庭救急内容，但其实很多时候善治未病方为高手，对此，我想引用内经当中的一句名言：

"是故圣人不治已病治未病，不治已乱治未乱，此之谓也。夫病已成而后药之，乱已成而后治之，譬犹渴而穿井，斗而铸锥，不亦晚乎。"

真正的圣人、高手不治已病治未病。不是当疾病已发作的时候再去治，而是在还没发病的时候去治。所以说"不治已病治未病"成了中医的一句经典名言。"不治已乱治未乱"，不能等国家已经天下大乱了才去治理，应该在

235

国家还没有乱的时候就去治理了。"夫病已成而后药之，乱已成而后治之"，当病已经发作的时候你再去用药，当乱已发生的时候你再去治，"譬犹渴而穿井，斗而铸锥"，就如同你口渴的时候去钻井，准备打仗的时候再去打造兵器，"不亦晚乎"！

"小药箱"所有课程虽然都是围绕着小病，但是我想问大家，现在你们认为真正的高手到底是善于治大病还是治小病？没错，真正的高手是善于治小病的。我给大家讲一个故事，作为本节课中非常重要的一部分，也把所有的课程做个小结。

讲述扁鹊三兄弟的故事。圣人扁鹊医术高明，有一次受到了国王的接见，国王问扁鹊：你家有兄弟三人，都是学医的，为什么你大哥二哥的医术都不如你呢？扁鹊说：大王有所不知，我家兄弟三人都是学医的，论医术，我大哥最高，二哥次之，我的医术最差。为什么大家会觉得我的医术高呢？那是因为我大哥往往在病人未发病时就告诉病人有可能会发生什么病，告知病人在生活中需注意的方方面面和蛛丝马迹，结果病人没有吃药也没生病，于是在常人看来我大哥压根不会治病。而我二哥稍差一些，往往在疾病初发之时，稍施草药就把疾病扼杀在了摇篮中，于是在常人看来我二哥只能治一些小病。而我的本事最差，往往是在病人病入膏肓之时，费尽周折，最后才把病人挽救过来，于是在常人看来，我是具有起死回生之力。但其实论医术，我大哥最高，二哥次之，而我的医术是最差的。

通过这样一个故事，我们至少可以得出以下两点结论：第一个结论，扁鹊很谦虚，并没有认为自己的医术很高；第二个结论，那就是真正的高手应该是不治已病治未病，不治已乱治未乱，或者说应该去小打小闹地治疗疾病。

记得我很小的时候去农村，那时农村都是些赤脚大夫，也没什么证书，但几个村的村民都会去找某个大夫看病。我发现村民会这样议论某些大夫：那个大夫就只能看一些头疼脑热，大病治不了。小时候我也以为这样的大夫水平很差，如今我深深地意识到自己当时想法的幼稚。最近几年，我逐渐开始拜访一些不同的民间草医，因为我觉得民间草医手上才有真正的绝活儿。在行医过程中，我逐渐真正地意识到，自己对于很多感冒咳嗽，未必能做到见一个治一个，而那些民间大夫，他们有些时候往往真的可以见一个治一个。

在曾经讲过的感冒咳嗽篇中，我们讲到过在北京治疗感冒，花上一千元钱已经是司空见惯的事情，并且未必就一定能治好。可见在北京这么一个医疗资源最为集中丰富的地方，也未必就能让病人少花钱治好病。而那些所谓的民间草根大夫，他们可以做到几味草药就把疾病扼杀在摇篮中，我对这样的大夫深表崇拜，感觉到这才是真正的高手。所以我一直都认为，真正的高手在民间！

通过刚才的表述也想提醒在座的各位，由于课程讲到现在，有些人通过微博私信我，想上北京来找我看病，在此我非常感谢你们对我医术的肯定和信任，但是我要告诉大家的是北京的大夫能治病，你身边的大夫未必就不能治病。你要相信，也许一位好大夫就在你的身边，每个人都应该拥有一双发现美的眼睛，也许你身边的那个只治疗一些小打小闹疾病的大夫，就是真正的高手。

以上内容是关于"家庭救急"——实战实效的小妙招的全部介绍，谢谢大家的聆听，当然也要感谢前人给我们留下的这些宝贵财富。

第二十一讲

一起发现中医

之

美

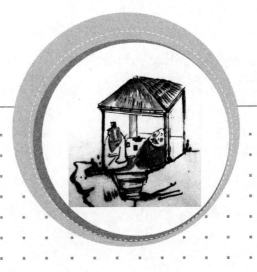

今天是我们最后一讲，你会发现，当我们刚开始做某一件事情的时候，会非常意气风发，但是到了最终要结束的时候，会有着深深地眷恋。所以今天难免会聊一些既唯美但又略显伤感的东西，因为中医的美，既有热烈的美，也有稍显伤感的美。今天的分享，我也许不会像前几次课那样激情饱满、斗志昂扬，因为我希望今天自己不是重在讲课，而是贵在分享，不是在教学，而是在与你们一起切磋。我经常说的一句英文："I am here, not to teach but to share."我来这里的目的，不是为了教课，而是为了分享。那么今天我们要分享的主题是一起发现中医之美。

生命是厚重的

前面课程中，我们详细讲解了生活中常见疾病中成药的选择和代茶饮的配伍方法。我们说，要重在明理，只有明理，方可成为一个真正做到实战实效的优秀的家庭中医大夫。虽然你们不是一个具有行医资质的大夫，但是，在我们的生活当中，只要是那些能够对别人的疾患提供帮助的人，我们都可以称之为医生，因为医生的职责就是为病人提供帮助。

我分享了很多知识，在分享的过程当中会发现：我们运用了不同的方法，运用了不同的思路，都是为了关照我们的健康，都是为了去思考每一个人的生命。

说到"生命"二字，在最近几年的生活当中，我越来越感觉到生命二字是非常厚重的。其实我相信在座的各位应该也会意识到，每一个人的生命都是值得尊重的，因为生命的确是很厚重的。每一个人的生命历程就是让自己绽放出不同美丽花朵的过程，我一直认为我的行医生涯，就是在感悟厚重生命的过程，而我每一次的诊疗，也是品味百味人生的一种方式。

似乎说得很唯美，但遗憾的是，现实的大千世界里，很多人对于中医还是有很多误解，甚至一些同行的中医大夫，对中医也有很多不同的看法。比如说，我们一直都在宣扬中医是中华民族的灿烂文化，但却依然有很多人在抨击中医、反对中医。我们一直都在梦想着能成为一名优秀的中医师，但是很多中医大夫在行医过程中，内心却充满纠结。中医一直在宣传中医的疗法是简、便、验、廉，但很多病人却依然抱怨，身边苦苦找不到那个有缘的好中医。作为医生，我们也一直在苦苦地追寻着一些中医疗法，但有些时候根本看不到我们预期想要的那种疗效。

我们很多人都认为中医蕴藏着伟大的智慧，但却很难挖掘出中医真正的美；我们也一直都希望可以靠中医活得扬眉吐气，但却发现很多人在行医中一直都没有挺起中医的脊梁。

说这个话题似乎稍显沉重，今天在最后一讲，我希望能够鼓起勇气，跟各位谈一谈我眼中的中医是什么，来谈一谈我认为的中医之美究竟在什么地方。

武术的最高境界是止戈

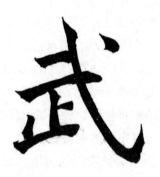

我们经常会说"用药如用兵，把兵法用到医术上"，如果说治病用药就如同用兵打仗一样，那么用药的最高境界和用兵的最高境界都是一样的。用兵的最高境界应该是什么呢？各位请看上图这个字，我们都知道这个字是武术的"武"，武字由"止戈"两字合成，其中暗含着武术的最高境界——止戈为武。武术的最高境界就是不要战争，要维护和平。

兵法说："善战者，不战而屈人之兵。"真正高明的战术并不是动用千军万马，而是不动一兵一卒便可决胜于千里之外。三国时期的诸葛亮曾经凭借在城墙上弹奏的琴声便可敌过千军万马，被传为千古佳话。兵法中还有一句话"善战者，取决于势"，"势"简单地说就是"范儿"，两大高手对决时，也许还没出招，其中一方说"对不起，我已经败了！"

这样的故事听起来似乎很悬，我们可以联想一下曾经看过的一部由著名导演张艺谋拍摄的电影《英雄》。当年我没有看明白这个电影，后来看过若干遍后，才明白最后秦王对"剑"字的解读是饱含了作者、编剧、导演对于武侠和情怀的深刻理解。电影中描述了"剑"字的几种不同境界，摘自网络上搜到的电影台词：

剑法，其第一层境界，讲求人剑合一，剑就是人，人就是剑，手中寸草也是利器；其第二层境界，讲求手中无剑，剑在心中，虽赤手空拳，却能以剑气杀敌于百步之外；而剑法的最高境界，则是手中无剑，心中也无剑，是以大胸怀包容一切，那便是不杀，便是和平。

不管你是大夫，还是帮助家人治疗疾病，该如何理解大夫与非大夫之间的关系？我们应该宽泛地理解医和患。我认为，能给别人的疾病提供帮助的人群都是医生。也就是说，现在我给大家讲解这套课程时我是医生，因为我可以给你提供帮助。但终有一天，我也会病倒，我也会找某一个人来帮助我，帮我的人是我的医生。在生活中有人给你提供了治疗帮助，他就是你的医生。你给别人提供了治疗帮助，你就是他的医生。医和患之间没有明确的界限，是完全可以相互转化的。医和患之间用药和用心的最高境界就是止戈为武的境界，那便是天下太平。

所以，作为一个医生也好，或者是帮助他人的人也好，我们都应该永远心怀一种感念，那就是衷心希望别人都不生病，希望自己不生病，希望天下无人去看病。

越是民族的　就越是世界的

一起发现中医之美，既然说到了中医，这两个字究竟该怎么去理解？很多人说了，中医嘛，就是中国的医学。在很多的 international stage（国际舞台）当中，也会把中医直接翻译为 Traditional Chinese Medicine，意为传统中国医学。因为中医似乎被冠为中国的标志，但是在逐渐的历练和实践过程中，我越来越发现，中医真的只是中国的吗？我坚信中医是发源于中国的，是中国的传统医学，但也必须要得出这样一个结论：越是民族的就越是世界的。这句话是我在 2014 年参加 APEC 会议上，代表中国发表的一篇主题演讲中说过的一句话。我说的原话是：The more traditional，the more international. 越是民族的、越是传统的，就越是世界的、越是国际的。

所以我认为中医不仅仅应该属于中国，它更应该属于全人类。那么究竟中医的"中"字应该如何去理解？在我看来，更大的程度上应该把它理解为"中和"的意思，或者是"中庸"的意思。这个"中"恰恰代表着不偏不倚、不上不下、不左不右、不阴不阳，恰恰是一种"中"的状态。而这种"中"的状态也就是一种"和"的状态，而这种"和"的状态对应了英文中的一个单词，叫作 harmonious，意为"和谐的"。所以在我看来，中医本身更应该指的是为了调节人体内在平衡的一种状态，一种能使人达到更加和谐的、安稳的态势，也是为了在生活当中，能够让我们利用中医之道去感悟生活的智慧。

很多人在谈到中医的时候，都会和另外一个字联系在一起，那就是"道"。于是经常有人说"医道"，那么究竟这个"道"我们该怎么去理解？我们在什么样的状态下才能自然地去谈论这个"道"呢？我们经常说的一个成语叫"品茶论道"，也就是说，在我们很多中国人的思维里，只有在品茶的时候才能去论一些"道"。既然我们要谈"品茶论道"，那么今天话题的第一个切入口，首先就来谈一谈中医与茶。

❧ 中医与茶 ❧

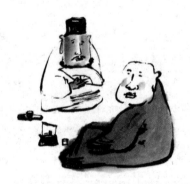

说到了"茶"这个字，你会发现不同人对茶的解读有很多不同的看法，在此我只是斗胆谈一下我个人对茶的理解。我们首先来看一看"茶"这个字，这个字的写法很有意思。这个字可以分为三个部分，上部是一个"草"字头，最下部是一个"木"字，中间是一个"人"字，对吗？于是，我们不难理解，在创立"茶"这个字的时候，茶的概念是"人在草木之间"。于是我们很容易就能得出这样一个结论：人生一世，草木一秋。

如果说泡茶就如同品味人生一样，那么我们的生活也应该像泡茶一样，也需要恰到好处。如果我们活得太过于浮躁，就相当于茶没有入味，于是我们的人生就会显得很平淡；但如果说我们活得过于较真的话，就如同茶入味太浓了，生活也可能因此而变得苦涩。

但是，不同人对于茶的理解是完全不一样的。比如说，同样是一杯茶，也许佛门悟到的是禅，道家观到的是气，儒家见到的是理，商家看到的是利。我们在生活中也经常说"人走茶凉"。在大千世界中，很有意思，竟然会人走茶凉，但是我们不得不承认，人一走茶就凉，其实是再自然不过的规律。但如果说人还没走茶就凉了，那则是一种生活的心酸。但不管每一个人如何去理解这杯茶，它其实就是一杯茶，这杯茶究竟有什么样的滋味，需要自己去品尝，你品出了什么，什么就是你。所以我们也可以得出这样一个结论，那就是：心就是茶，茶就是心。如果你现在手里捧着一杯清茶，如果你还有一颗静心的话，我们每个人就应该在内心反思，人活一世，活在这个世界当中，究竟，你会是谁的茶，你又在等待着哪杯水呢？

说到茶，我们再回到刚才对"茶"字的解读：人在草木之间。当每个人在品茶的时候，我们悟到的也许是一种人生，但是由茶如何过渡到中医上来呢？

看到茶字，我们说人在草木之间，其实人又何止立在草木之间呢？如果放眼至整个天地的话会发现，人其实立在天地之间。每个人每天的生活当中，都需要做三件事情，要上观天、下观地、中观人。如果说通过品茶我们悟到的是人生，那么我们必须要相信通过观天观地观人，我们悟到的其实是中医之道。有人说了，祁老师，你把这话说得太绝对了。那么以下的讲解我将会告诉你，为什么在你的生活当中，处处都是中医之道。

❦ 美丽的太极图 ❦

既然说到了悟中医之道，又回到刚才我们所说的两个字，叫作"医道"。究竟这个道该怎么去理解？我坚信古往今来有不同的医家，甚至非医家都对"道"字进行过不同的阐释，但是关于"医道"二字的解释，我想非常言简意赅地通过四个字向各位分享我的理解，叫作"道不远人"。我一直坚信，真正的道不是高深莫测的，不是那些根本够不着看不见的；我也相信，中医永远来自于生活，中医也会永远回归于生活。我始终认为，中医并不是那些高深莫测、玄而又玄的东西，我认为中医永远是一个扎根于民间基层百姓的真正实战实效、救人性命的道。

在我的生活中，我一直就非常反对，甚至是反感那些经常把中医说得很悬，说得很神，甚至说成普通凡人根本就学不会的理论。在我看来，真正的医道永远是道不远人，道永远存在于我们生活中的方方面面。那么究竟什么才是道呢？我的理解就是一句话，叫作"一阴一阳之谓道"。

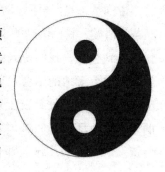

看到这张图片，我们大家都不陌生，三个字——太极图，两个字——太极。在我心中，在整个中医领域所有的画面里，最唯美、最浪漫、最发人深省的就是这张太极图。因为很多时候，当我独自一人静静地坐在自己房间里，盯着这张太极图翻来覆去琢磨的时候，我会发现，太极图的意味是多么的深远，它所蕴含的很多东西是值得我去感悟一辈子的。今天，我们就来共同分享以下几点：

当你注视这张太极图的时候，首先看到的是一个阴阳鱼。阴鱼和阳鱼交织在一起，当看到阴和阳相分隔的时候，你看到了中间的一条反 S 形曲线，于是我们的第一个疑问便是：为什么在分太极的时候，阴和阳的分隔，不是上下各分 50% 或者左右各分 50% 呢？为什么不把上面变成一个纯白色的半圆，下边变成一个纯黑色的半圆？或者是左边变成一个纯白色的半圆，右边变成一个纯黑色的半圆呢？

答案是，如果这样去分隔会给我们一种很安静的感觉，但是当你看到中间有反 S 形分隔的太极图时，带给你的是一种动的感觉。另外，整个太极图阴和阳分隔，没有分为 50% 的阴和 50% 的阳。而是在阳鱼当中有一个黑眼，在阴鱼当中有一个白眼。中医对这点有句非常著名的解释，叫作"阴中有阳，阳中有阴"。但是，中医的这句解释，究竟我们在生活中该怎样去理解呢？"阴中有阳，阳中有阴"，即"没有绝对的阴，也没有绝对的阳"。如果说把这张太极图分割成了绝对的一半阴和一半阳的话，那么这个世界将会变成什么样子？

❖ 阴阳之道——关于生活的思考 ❖

有一句话为"水至清则无鱼，人至察则无徒"。《易经》当中也提到"孤阴不生，孤阳不长"，单纯的阴和单纯的阳都是不复存在的。要想让这个世界真正地动起来，必须是阴中含阳，阳中含阴，所以这就是"水至清则无鱼，人至察则无徒"的道理。于是我们也可以进一步地推断出来，在生活当中什么是绝对的正确，什么又是绝对的错误呢？答案是没有的。我们会发现，没有绝对的对，也没有绝对的错，没有绝对的善，也没有绝对的恶。

记得自己在很小的时候，看电视剧时，经常会追问父母这样一个问题，这个人物究竟是好人还是坏人呢？因为那个时候我总是非要把这个世界分得清清楚楚，明明白白，黑就是黑，白就是白。但是逐渐，你会发现，在这个世界当中，没有绝对的好人也没有绝对的坏人。也许一个杀人如麻的亡命之徒，在深爱他的女人眼中，是一个至高无上的英雄。你会发现，这个世界原本就是这个样子，甚至如果这个世界全是清官的话，也是不正常的，有清官就一定会存在贪官，有好人就一定会有坏人。只有阴中含阳，阳中含阴，才成就了如此一个太极之道。

另外刚才我们也解释了，太极从静到动的变化，中间的曲线赋予了它一个动的状态，而这个动的状态至少可以启示我们以下两点：

第一点你会发现，太极是动的，阴阳是动的，这个世界是变化的。于是我们经常会说这么一句话："这个世界唯一不变的就是变。"这个世界永远是变化的，不是静止的。我们每一个人生活在这个世界中也必须用一个变化的心态去看待，去评判你生命中所遇到的方方面面。

　　第二点你会发现，你在太极图中看到的白鱼和黑鱼，或是阴鱼和阳鱼，它们给你的感觉是什么？它们动起来的感觉又是什么？那是一种相互追赶的感觉。那么现在我们要思考一下它们在相互追赶的过程当中，究竟是阳鱼在追着阴鱼呢？还是阴鱼在追赶阳鱼呢？我们不禁要发问，在我们每一个人的内心深处，究竟是生活逼着我们在走，还是我们追着生活在跑呢？

　　这张图带给我们一句话，"一阴一阳之谓道"。道出了我们生活当中千丝万缕的，或心酸或无奈或悲伤或唯美的种种的缘由。于是当我们从茶出发去谈论医道的时候，在这个篇章中我们应该意识到，原来中医带给我们的并不仅仅是治病的东西，它更可以引导我们去思考生活，甚至思考生命。所以古人常常说，中医是古代的哲学思想，而不仅仅是治病救人的方法。在我眼中，中医的美并不仅仅如此，记得当初我学习《黄帝内经》《伤寒杂病论》时，曾经反复研读、背诵，我原本认为它是拿来治病的，后来我却发现很多中医文献带给我的绝非仅仅是看病的道理，完全是一种美好的感觉。那么接下来我要给各位谈谈中医的"文字之美"。

中医的文字之美

　　关于中医的文字之美，是我行医之后，在引经据典时发现的。中医的一些文献典籍，岂止是医学，它首先带给你的是文字上的美好感觉。也许这是我的一个职业偏好，因为同时作为一名英文老师，在教学过程中我经常会说，我们学英语的目的不是为了应付考试，我们要从英文的文集当中去发现英文的文字之美。当我帮助学生去了解英文的文字之美，同时又在运用中医的文献和典籍的时候，我开始深深地反思，我究竟该从中医当中去发现哪些美好的东西呢？由此，我发现原来中医的文字也是如此的美好。在座的各位也许不曾感受这样的文字之美，那么今天我会带着大家一起去品味去欣赏，看一看中医的文字之美究竟体现在什么地方。

❖浪漫唯美的冬日图景❖

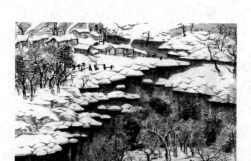

首先，我们引经据典一段原文，对中医感兴趣的人应该非常熟悉这段原文，它来自于《黄帝内经》。我们在第一讲中，讲到《黄帝内经》中总的养生法则是"春夏养阳、秋冬养阴"八个字。那具体如何春夏养阳、秋冬养阴呢？我们以冬天"养藏"为例，详细分享一下《黄帝内经》原文中关于冬天养藏的文字之美。《黄帝内经》原文如下：

"冬三月，此谓闭藏，水冰地坼，无扰乎阳。早卧晚起，必待日光，使志若伏若匿，若有私意，若己有得，去寒就温，无泄皮肤，使气亟夺。此冬气之应，养藏之道也。逆之则伤肾，春为痿厥，奉生者少。"

在讲英语时我常常会讲句读，在中医中我就给各位来讲一讲字读。"冬三月，此谓闭藏"。《黄帝内经》的原文，文字非常精练，冬天的三个月，用两个字来形容，那就是"闭藏"，用"闭藏"两个字来概括了冬三月整体的特点。接下去用"水冰地坼，无扰乎阳"八个字来解释了"闭藏"。"水冰"，水在冬天都结冰了。"地坼"的"坼"是开裂，干裂的意思，大地在冬天因为太寒冷了，都冻干裂了。你会发现用这四个字，就描绘出了冬三月大自然的特点，极其精练。

在这个时候如何去闭藏呢？总的原则是"无扰乎阳"，就是不要去打扰你身体的阳气，因为冬天是一个闭藏的季节。藏的是什么呢？藏的是阳气，我们就不要打扰潜藏在体内的阳气。于是，你会发现这个总论就说得非常精练。冬天的三月，总的特点就是闭藏，因为冬天大自然的特点就是水冰地坼，我们闭藏的具体措施就是无扰乎阳。这是总论。

我们的前辈担心后辈理解不了这句话，接下来就进行了详细的分说。"早卧晚起，必待日光"。在冬天的时候要早点睡觉，要晚点起床。必待日光就是说一定要等太阳出来之后再起床，也就是说要多睡一会儿。这句话告诉你具体的实施方案。

提到文字之美，我深深地爱上了冬天养藏中的"使志若伏若匿，若有私意，若己有得"这三句话，是我在感悟冬三月的时候深深眷恋不舍的三句话，在我眼中就是一幅唯美浪漫的冬日画面。

要使我们的情志若伏若匿，"伏"是潜伏的意思，"匿"是藏匿的意思。就好像我们的情志有所隐藏。"若有私意"，就好像我们心里面藏着一件非常美好浪漫的故事，"私"，是不想别人知道的东西叫私，好像我心目中藏着一个我内心深处感觉非常美好浪漫的事情，但是我却不愿意让别人知道。"若己有得"，好像自己获得了一样东西，但是我却不愿意与别人分享。你会发现这三句话用的是多么形象，多么浪漫。冬天我们去养藏的整个感觉就好像是我们的情志在"若伏若匿"，在藏匿，在往下潜藏。好像我们心中怀揣着某个梦想不愿意让别人知道，好像我们获得了某件宝贝不愿意跟别人分享。这几句话，如果你没有感觉的话，没有关系，接下来，我来描绘，你来想象，是否会有一幅冬天里非常唯美并浪漫的画面出现在你的脑海深处。

想象你正走在一个寒冷的冬天，这个冬天可谓是"水冰地坼"，你看到了屋檐下结的冰，感受到了自己嘴里边呼出的一股热气。你一个人走在大街上，可以什么都想，也可以什么都不想。你感受着冬天带给你的寒冷，感受着大衣带给你的丝丝温暖，然后心里怀揣着自己很多很多的梦想，也可以感受着生活带给你的很多心酸和无奈。

这个时候，你突然仰头，发现雪花从天而降，飘飘洒洒。我相信，在你内心深处能够感受到，你一直在期盼着的雪花终于在这个时刻落下来。当你看着万千的飞雪终将要投入到大地怀抱的时候，在你看到雪花终将要绽放的那一瞬间，在你听到雪花落地的刹那，我坚信，你的心中一定会开出一朵清悠的莲花。于是，你心目当中的很多美好会在雪中沉淀，你生活当中的很多过往会在雪中涤荡。于是，你生活当中的多少无奈，多少感怀，你未来当中的多少梦想，多少期待，你心中的那些碎碎念念，念念碎碎，都会在今天这个飘雪的日子，化成明日枝头的一树繁花。当你走在漫天飞雪的大地，是否会想到你怀揣的梦想就如同"若伏若匿，若己有得，若有私意"。当你突然看到了雪花飘飘洒洒的时候，你所有的"私意"，所有的"己得"，如果能化成明日枝头上的一树雪花，将是多么美好和浪漫的一个冬天。

于是在我看来，中医之美首先就美在文字上，因为它带给了我们很多不同的遐想，带给了我们很多唯美浪漫的情怀。

在冬日固护我们的阳气

我们继续往后看，"去寒就温，无泄皮肤，使气亟夺"。"去寒就温"的意思是你要远离严寒，你要让自己保暖、温暖。"无泄皮肤"，不要让自己的阳气随意外泄，"使气亟夺"，如果你外泄的话阳气就被夺失了。这个"亟"是什么意思呢？"亟"是不停地、不断地，意思是你的阳气不断地被夺失了。你看它说得多么美好！我们要去寒就温，不要随意地外泄皮肤，不要让自己的阳气不停地被夺失。

这样做的话，叫作"此冬气之应"，则是应了冬天养生的养藏之道也。我们曾经讲过，春夏养阳，秋冬养阴。说白了，春天养的是"生"，夏天养的是"长"，秋天养的是"收"，冬天养的是"藏"。冬天是养藏之道，"逆之则伤肾"，如果你不这样去养生的话，伤害的是肾，因冬天在五行当中属"水"，肾在五行当中也为"水"。"逆之则伤肾"，如果伤了肾气，"春为痿厥"，"痿厥"什么意思呢？"痿"是不用的意思，是功能不健全的意思；"厥"是僵硬了、不舒展了。"痿"和"厥"都代表的是某一样东西不够舒展了，不够舒达了。我们都知道春天对应的脏器是肝脏，肝为"木"，主调达，当"木"不调达的时候，就是痿厥之症。

"逆之则伤肾，春为痿厥，奉生者少。"因为春天是养"生"的，当你伤了肾，"藏"不够了，那么春天的"生"也就不够了。我曾给大家讲过冬天的养"藏"就是为了来年的养"生"，春天的"生"是为了夏天的"长"，夏天的"长"是为了秋天的"收"，秋天的"收"是为了冬天的"藏"，而冬天的"藏"是为了来年春天的"生"。

我们一起解读了"冬三月"之后，不知道大家阅读《黄帝内经》原文时，是否也会像现在这样体会过中医带给你的文字之美？接下来，我们再来体会下"秋天"吧！

❖ 风清气凉的山川秋景 ❖

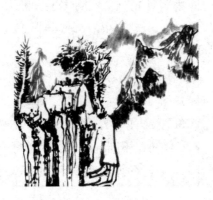

《黄帝内经》原文：

"秋三月，此谓容平，天气以急，地气以明。早卧早起，与鸡俱兴，使志安宁，以缓秋刑，收敛神气，使秋气平，无外其志，使肺气清。此秋气之应，养收之道也。逆之则伤肺，冬为飧泄，奉藏者少。"

"秋三月，此谓容平"。用了"容平"两个字来形容整个秋天的气机。"容"，形容；"平"，平和。"此谓容平"，它平下来了，不再尖锐了。"天气以急，地气以明"是"秋三月"中我最欣赏、最爱不释手的八个字。"天气以急，地气以明"同样是一个伴随状态，也解释了"容平"的含义。"天气以急，地气以明"就是"容平"的意思，一会儿我们会详细解释。

"早卧早起"是要早点睡觉、早点起床。"与鸡俱兴"就是说当鸡打鸣的时候我们就该起来了。"使志安宁"是要让我们的情志安定下来，因为秋天是"容平"的。"以缓秋刑"是当我们将情志安定下来的时候，我们要缓的是什么呢？缓的是"秋刑"。"秋刑"是什么意思呢？秋天是肃杀的季节，要缓秋天的肃杀之气。"收敛神气"，我们要开始往下去收敛了。

"收敛神气，使秋气平"，当神气收敛的时候，秋气就平和了。"无外其志，使肺气清"，当情志不要无故外泄的时候，肺气就清了。你会发现这四句话，中间是一个互文，将"收敛神气""无外其志"放在一起是为了"使秋气平""使肺气清"。"此秋气之应，养收之道也"，这是秋季养生之道、养收之道，因为秋天是养收的。"逆之则伤肺"，因为秋天是属肺的。"冬为飧泄"，飧泄的"飧"(sūn)，左边是夕阳的夕，右边是食品的食，在夕阳下吃的食物叫晚餐。"冬为飧泄"就是我们吃完晚饭之后会泄的意思。"奉藏者少"是因为你没有更好地去养"藏"，因为秋天的养"收"是为了冬天的养"藏"。

　　接下来，我们详细解释一下"天气以急，地气以明"这八个字。古代的一位名医杨上善曾经对"天气以急，地气以明"进行过解释。他说："天气急者，风清气凉也；地气明者，山川景静也。"说天气急呀，是风也清了气也凉了。地气明者，山川景静，山和景明了。杨上善这么解释"风清气凉、山川景静"似乎对我们现代人来说，依然显得不太容易理解，因为这是古文。

　　于是，当我曾经反反复复去理解"天气以急，地气以明"时，给了它一个"秋风瑟瑟，玉树临风"的解释。秋与风有着不可分割的联系，梧桐一叶而天下知秋。桐叶落，草木归于平静，风助之。落叶之风来了，秋便来了。天气以急，乃风之劲急，"急"字用得相当漂亮。秋风一来，扫落黄叶，有速度也有气势，还饱含着一股凉意，无春风之绵软，也无冬风之凛冽，秋之风干净利索。在我眼中，秋天这个季节，是风也急秋也急，用"急"字来描写秋天是非常贴切的。

来去匆匆的秋风

　　说到这个问题我们会发现，落叶来了，秋便来了，落叶去了，秋天马上就没了。于是我不禁想到，三国中描写诸葛亮的一段非常著名的故事——草船借箭。书中有句名言：万事俱备，只欠东风。当我对这段内容展开回想时，我竟非常匪夷所思地开始思考一个问题，当年诸葛亮"万事俱备，只欠东风"的时候，为什么我们伟大的诸葛亮万事俱备时，欠的是东风，而不是西风呢？于是我开始任意地去猜测，也许他需要的风，除了真正需要风的方向之外，还需要东方来的风，因为东风对应的是春天，他需要的风应该像春天里的东风一样绵远久长，而不需要秋天里那虽劲却急，来也匆匆去也匆匆的秋风。

　　在生活当中会觉得秋天真的来去好快，似乎还没来得及品味秋的处暑就已过了寒露、霜降。当寒一降似乎秋天就没了，秋天是如此短暂。我们会发现短暂的东西往往会带给人很多伤感，于是秋天也是一个让人伤悲的季节。有一句话"男子伤春，女子悲秋"，秋天经常会让人枉生伤悲，于是有首歌词中便写到"就让秋风带走我的思念，带走我的泪"。

　　说到秋天的风也急，秋也急，这种风既然是一种秋风，一种急促的风，那么它就代表一种速度，也代表一种气势。上节课分享的一部电影《英雄》，电影开场中，当万千秦兵开始攻打赵国的时候，当时电影中是怎样的场景？

众将士举起自己的枪戟，口中高呼"风、风、大风"。他们喊的是风，为什么要喊风？因为你会发现沙场秋点兵时，将士口中的"风"象征着他们杀伐的速度和不可抵挡的气势，在无形当中使得整个战争呈现一派杀戮之象。

讲到这里相信大家应该逐渐能感受到中医的文字之美了，我以《黄帝内经》当中的两段原文冬三月和秋三月为例，将这种文字之美给各位进行了解读。

❧ 中医与生活 ❧

我一直讲"生活就是中医，中医就是生活"，接下来我要和各位再谈一谈中医和生活的关系，究竟我们的生活当中有哪些中医之美呢？

说到中医和生活的关系，首先有以下四个问题请各位思考：

问题一：中国人为什么说"买东西"而不说"买南北"？

问题二：中国人为什么说"左右"而不说"右左"？

问题三：中国古代打仗为什么要"击鼓出征，鸣金收兵"？

问题四：中国古代为什么要"秋后问斩"？

很多人回答说，这是习惯呀！我们习惯说买东西不说买南北，我们习惯说左右而不说右左！

我们既然说"道不远人、大道至简"，那么"道"其实就是我们生活中那些日用而不知道的东西，我们一直习惯于继承一些传统的习惯，而不去思考其中蕴含的道理。

❀ 百姓日用而不知的五行文化 ❀

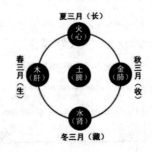

　　为了说明以上问题，请大家来看上图，这张图是中医的方位图，你会发现，因为中国处于地球的北半球，所以中国古人在分辨方向的时候，他们站的位置是面南背北的。当他们站在这个位置（中间）时，他们看到的是南方，背后是北方，每一天太阳从左手升起，从右手落下，表现在图片中，就是上南下北、左东右西。

　　中国处于北半球，南方比较热，所以南方为火；北方比较冷，所以北方为水；太阳从东方升起，从西方落下，因为木是主生发的，金是主肃降的，所以东方是木，西方是金。当你明白了这个理之后，你就会明白了原来上南下北、左东右西，南对应的是火，北对应的是水，东对应的是木，西对应的是金。

　　相对于五脏来说，南方对应的是心，北方对应的是肾，东方对应的是肝，西方对应的是肺，中间对应的是土，因为土生万物，土对应的是中焦脾胃。我们再归纳到春夏秋冬四季，南方对应的是夏天，夏三月是疯狂成长的季节；东方对应的是春天，是生发的季节；西方对应的秋天，是收获的季节；北方对应的是冬天，是闭藏的季节。

　　当你明白了这个理之后，我们就可以再次回顾以上几个问题了。中国人为什么说买东西而不是买南北？我们都知道东西南北中这五个方位对应了五行中的木火土金水，东方对应的是木，西方对应的是金，南方对应的是火，北方对应的是水。古人买卖的最初阶段都是物物交换，不是金钱与商品之间的买卖，比如我用把斧头换你一袋盐，你用一头猪换我一只羊，物物交换都是用看得见摸得着的东西，在四个方位东西南北中，只有东西两个方位对应的金和木是我们在现实中能看得见摸得着的，所以用"东西"代表能用来交换的物品。因为南为火、北为水，而水火是没法拿去进行物物交换的，所以我们不说"买南北"。

　　当你明白了"买东西"而不是"买南北"之后，你就会更加懂得，中国古人是通过五行来体现着"日用而不知"的道理。中国传统中的骂人也非常具有中医文化色彩，我们经常听人说"这个人真不是个东西"，当某人骂你"真不是个东西"的时候，言外之意，你就是南北了，南北对应的是水和火，潜台词就是你是南北，是水火，水火无情！你就是一个无情无义的人。

渗透于文化中的阴阳五行

　　为什么说左右，而不说右左？道理也很简单了，太阳从左边升起，从右边落下，万事万物都是先有升才有降。有升才能有降，先升而后降，这样的顺序决定了我们说左右，而不说右左。

为什么打仗要说"击鼓出征，鸣金收兵"？鼓是什么做的？是木头做的，木是主升发的，我们要击鼓出征的目的，是为了鼓舞万千士兵的斗志，要去升发他们的士气，所以要击鼓。金是什么？金是主肃降的，所以我们要鸣金收兵。

为什么古代要秋后问斩？秋天对应的是金，是肃杀的季节。秋后问斩才能更加渲染肃杀之象。当明白了秋后问斩后，我们不妨再提出个问题，为什么问斩的时候经常要定在午时三刻呢？午时是中午 11 点到下午 1 点之间，是一天中阳气最盛的时间，午时三刻恰是十二点钟左右这个一天当中阳气最盛的时候。"秋后问斩，午时三刻"，由于杀人毕竟是个阴事，所以选在一天当中阳气最隆盛的时候，来遵循天地间阴阳的和谐。

明白了中医的道理之后，进而我们再了解木火土金水这五行间相生相克的关系。相生的关系是木生火，火生土，土生金，金生水，水生木；相克的关系是水克火，火克金，金克木，木克土，土克水。清楚相生相克的道理后，我们不妨再来发散思维，既然说到人应该立在天地之间，要上观天，下观地，中观人，那么我们是否可以想象一下，自己站在天地之间，你就是一个可以手托天，脚踏地，可以主宰

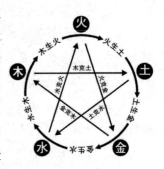

自己生命的英勇无比的巨人。你身体的五脏六腑，可以对应大自然的天地万物，人的身体有心肝脾肺肾，大自然中同样有和这些人体相对应的万事万物。

我们的心在五行中为火主热，相当于大自然里天空中升起的太阳，因为心主阳；我们的双肺是主呼吸的，相当于我们每一天立于天地之间可以呼吸到的空气，所以大气就相当于我们的肺；大地可以生万物，相当于我们每一个人的脾胃；大地当中生出来的花草树木，相当于我们的肝脏，因为肝是主生发的；最后还有肾，肾主水，水在哪儿？水就是地表下潜藏的地下水嘛。当你这样去理解中医和天地之间天人合一的关系时，你会发现，天上的一轮太阳就是你的心脏，你每天呼吸的空气就是你的肺，你脚踏的大地就是你的脾胃，你看到的花花草草就是你的肝，你喝到的地下水就是你的肾，你还怎么忍心去污染这片环境？你还怎么忍心去伤害你所居住的大自然？

感悟中医——上观天、下观地、中观人

当你明白了天人合一的道理后，我们不妨把格局放小，看一看生活中究竟有哪些不同的道理和我们的生命息息相关。我们首先上观天，看一看乌云带来的启示。

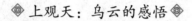 上观天：乌云的感悟

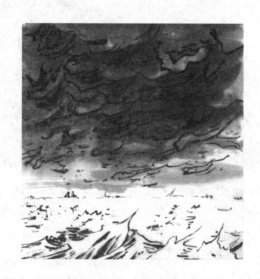

我相信大家看到这张图片的时候，会感觉很压抑，很郁闷。看到这片乌云你是否会觉得，它像极了我们在生病时去医院拍的那张 X 光片？当我们咳嗽、哮喘，当我们肺炎就要发作的时候，医院急诊大夫会让我们去做胸片，大夫会说，你看你的胸片，肺纹理多粗啊！你看你的胸片，简直就是乌云密布啊！当你看到了大自然乌云密布的时候，当你想到了自己肺部感染的时候，当你感到咳嗽日益加重的时候，你该怎么办？

很多人说了，那我就开始救肺呗，这里我想让大家跳出自己的身体，把自己的格局再放远一些，让我们来一起看天看地看人吧，看看乌云是否能带给你治病的思路。面对乌云的时候，你该怎么办？有人说了，面对乌云的时候，我可以选择逃避，不过逃避的人生永远不是值得推荐的人生。又有人说

了，没关系，我会努力坚强，勇敢地活下去，我要拨开乌云，重见天日。然而在现实生活中又有多少人有勇气和胆量去拨开乌云重见天日呢？当你看到乌云密布的时候，你是否想过，在我们日常生活的大自然中，拨除乌云最为有效的方法，最为简洁明快的方法是什么呢？那就是让天空升起一轮太阳吧！俗话说得好，乌云是遮不住太阳的，当天空中升起一轮暖暖的太阳，乌云就渐渐地散去了，有句话说得好"离照当空，阴霾自散"。

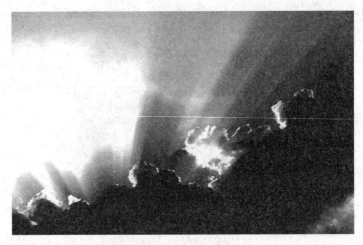

当你看到这张乌云画面的时候，你是否想过，乌云就是你肺部的疾病，而太阳就是你的心脏，当你的肺部开始出现反复的咳嗽哮喘，当很多大夫反复去救肺依然治不好的时候，大自然其实已经告诉了你答案。更加有效的方法是什么？去救心！当自己肺部的疾患很长时间无法平静的时候，你从"心"来论治吧，去暖一下心阳吧，让自己的心阳温暖起来。当你温一下自己心阳的时候，会发现肺部的疾病自然就散去了。

中医当中有一个千古名方，叫作桂枝汤，由重要的两味药组成——桂枝和白芍。你知道吗？我们称这两味药为仲景前辈留给我们的最为经典的一个温心阳的药对。当我们的肺部出现反复疾病、久治不愈的时候，你是否会想到用桂枝汤来温一下心阳呢？也许心阳一温，阴霾自散，肺部疾病自然被去除。这就是大自然——乌云带给我们的一个暖心感悟，你是否也能体会得到呢？

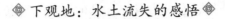

◈ 下观地：水土流失的感悟 ◈

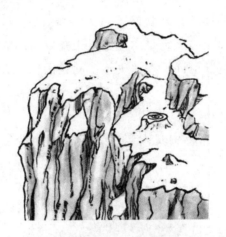

　　我们来继续分享，再来下观地。来看上图这么一片贫瘠，又令人伤感的画面，我们从中看到了水土流失，看到了一个触目惊心的，大地干裂的状态。当水土流失的时候，当土地开始逐渐地不再拢聚的时候，你是否想过，土对应的就是我们人体的脾胃？在治病过程中，当你发现某些病人的脾胃长期虚弱，长期无法治愈，甚至出现长期腹泻的时候，你是否能够想到，这就相当于我们大自然中的水土流失？很多大夫治病第一个思路就是要健脾，要利湿，要止泻，但是你终将会发现，采用这种直接针对脾胃治疗的方法如果还没有效果，这时你看到这幅水土流失的画面，是否能带给你什么感悟？当大自然水土流失的时候，最简洁明快的方法，并不是很短浅的只是去阻止水土流失，而是要去植树造林。

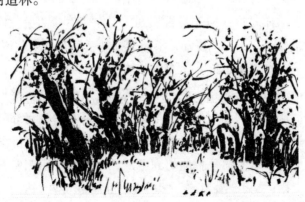

当你看到图片中这一片郁郁葱葱的场景时，你看到的不仅是水土不流失了，更是一片和谐的状态。木对应人体的肝脏，当长期治疗脾胃还无效的时候，你是否能够想到从治疗肝脏来入手呢？当你疏通了肝气，治疗了肝脏的时候，脾胃的问题自然就好了。我们都知道，肝在五行中属木，脾在五行中属土，木和土的关系是木克土。于是，当你的脾胃长久处于被压抑的状态时，不去疏肝也许根本解决不了问题的！这就是大自然带给我们的另一番感悟。

◈ 中观人：煮粥的感悟 ◈

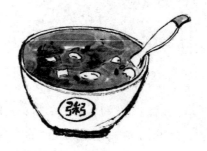

生活中每个人都会喝粥，你会发现煮粥时有一个很奇怪、很常见的现象，有些时候米下多了，放水少了，粥就变稠了。大家都知道再简单不过的一个方法，当粥变稠的时候，在粥里加点水，加完水后再去搅一搅。这让我不知不觉地联想到人体的动脉粥样硬化，当人体的血液黏稠度变高，血糖变高，长久以往便出现了动脉粥样硬化，出现了血流不畅，导致整个瘀滞的情况。

很多大夫在治病的时候，往往采用的方法是活血化瘀。当出现了高脂血症，甚至是在动脉粥样硬化、冠心病发作的时候，很多大夫在治疗时就是用丹参、山楂等去活血化瘀。但你是否想到，当你在不断活血化瘀的时候，就相当于拿着一个勺子在不停地搅动，不停地搅动已经开始变黏稠的一碗粥时，会有效果吗？一定会有效，但一定是根本有效吗？一定是根本没有效！因为你会发现，当活血化瘀的时候，似乎显得有点儿效果，但不是根本解决的方法。你在治疗活血化瘀的同时，是否能想到，当粥开始变得黏稠时，不仅要搅动，同时还要再加点水啊。所以在针对动脉粥样硬化、血液黏稠度高的治疗时，活血化瘀的同时，你是否能想到帮病人再去滋一下阴呢？生活中一件简单的事——煮粥，是否带给了你一些中医上的感悟呢？

有人说，生活带给我们的感悟应该更多，看完了煮粥不太过瘾。没有关系，煮完粥我们再来煮水吧。

◈ 中观人：煮水的感悟 ◈

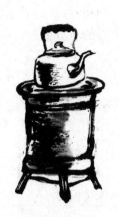

图片中的煮水炉子生活中很常见，煮水需要具备以下几个条件：下边有火炉生火，上边有一个水壶，壶里要装水，壶上还要有盖子。各位是否想过，煮水一定要有火，当火越烧越旺的时候，水就沸腾了，这时如果拿起水壶盖，你会发现盖子内壁上有很多水珠，甚至可以顺着滴下来，这是一个很简单的道理。

由此分享一个案例，我曾经治疗过一个病人，这个病在西医中叫"干燥综合征"。病人主诉"感觉自己每一天每一秒都非常干燥，感觉自己眼干、口干、鼻子干，干得简直难以忍受，喝水根本解不了渴"。他之前找过很多大夫治病，我也看了他之前治病的很多方子，大多是不同的滋阴方子，其中用到了麦冬啊，生地黄啊，玄参啊等等不同的滋阴药材，但是效果并不好。于是我便开始反思，既然通过滋阴方法，依然解决不了其口干、咽干、鼻子干的问题，自己就不能再从那个思路去考虑，然而百思不得其解的情况下，我究竟该如何去治疗呢？

这个时候，身边正好有人在煮水，看到此景令我突然豁然开朗了。当我们口干咽干的时候，相当于水壶盖的内壁上是没有水的，它很干燥。如果一味地往壶肚里去加水，只会增加脾胃的负担，而水壶盖上还是干的。唯一能让它湿润起来的方法是什么，在下面去温一把火，让水壶里的水沸腾起来，一旦有水蒸气了，水壶盖的内壁自然就湿润了。于是我就用了一个非常简单的方子，叫作金匮肾气丸，这个方子是温肾阳的，相当于我在炉子下面生了一把火，帮助人体的气机和津液气化蒸腾，让液体、津液蒸腾汽化上升至上焦，于是口腔干燥的症状可得到治疗。

生活当中处处蕴含着中医的道理，我们需要用一双会观察的眼睛，一双会发现的眼睛，来体会我们生活的方方面面，也许生活当中的某些现象就会带给我们治病的启发。

❀ 中观人：放热气球的感悟 ❀

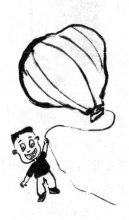

放热气球我们很多人都见过，当热气球逐渐地膨胀，一直往上升的时候，你会发现热气球当中的能量很大，热量也很大。当看到这张照片时我就会想到，现实生活当中很多病人经常觉得每天都很烦躁，每晚都会做梦。但是吃了清热的药后，发现开始拉肚子了，发现下肢开始寒凉了，这类人的体质叫作上热下寒型。

很多人说上热下寒的体质太难治了，因为中间部位是矛盾的，我们用热药也不是，用凉药也不是，那该怎么办呢？于是低级的治疗方案是，分两步走，先用清热的药治好上面的热，再用温热的药治好下面的寒，其实这种治疗方法是最初级的治疗。

而比较高明的治疗方法是可以寒热并用，其用药思路非常奇妙，我们可以在药方中加入一些不同的引经药，可以让一些寒药往上走，让一些热药往下沉，于是便可同时达到清上又温下的效果。

　　但我觉得这也不是最为高明的方法，我们可以继续思考，不仅仅是放热气球的情景，清明时节孩子们在户外放风筝的时候，看到风筝在空中摇曳，越飞越高，你是否会想到，天上的风筝就相当于人体中的一派虚火一直往上飘啊飘，这个时候你去治疗这个虚火的根本是什么？不是拿清热解毒药去灭火呀，灭火的方法就相当于拿了一把刀，直接把风筝割破了，直接把气球捅破了。正确的方法应该是什么？是把这风筝线往下拉，让这个风筝下来呀，让风筝不要一味地在空中摇曳，让它飞回到你的手心当中。

　　治疗上热下寒的原则是什么？不是去杀戮。我曾经讲过治病的策略，我们不应该把自己的身体当作战场，而应该把它当作调和的道场。当你看到上热下寒症状的时候，应该想到治疗的是风筝不停往上虚飘的问题，最关键的方法是把风筝线往下拉。回到治疗人体上热下寒的症状上，应该是努力地打通身体上下，把上面的热给拉下来，就如同把风筝线向下拽。如果从另外的角度来考虑，对于上热下寒型体质，把上面的热拉下来温自身的寒，以自身之热来温自身之寒，这叫"以子之矛攻子之盾"，你不是上面热下面寒吗？这样我不是去杀戮而是去调和，用最少的兵力来解决问题。

　　于是你是否想到过这种所谓引火下行，引火归元的方式？中医治病的时候真的只是在治病吗？其实是一种对生活的感悟，是经过历练后的一种智慧。我永远都坚信，中医大夫拼到最后拼的不是药，拼的是一个人的智慧，拼的是一个人的格局，甚至是一个人的情怀。

　　分享了热气球和风筝带给我们的启发之后，再来整体回顾一下，我们感悟了天，感悟了地，感悟了人，我们还上观天、下观地、中观人，接下来不妨整体的观一观吧，我们来同时观天、观地、观人。

❖ 通过瀑布来感悟天、地、人 ❖

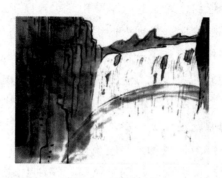

请通过这张图片，来一起感悟天、地、人吧。当看到这张图片的时候，我相信大家会不约而同地想到我国著名诗人李白曾经创作的一首诗歌《望庐山瀑布》。我们一起来吟诵："日照香炉生紫烟，遥看瀑布挂前川。飞流直下三千尺，疑是银河落九天。"在我们很小的时候，我们朗朗上口地背诵着李白描绘的这幅壮美的瀑布画面，而现在当你去感悟天，感悟地，感悟人，去学习中医之道时，在你我眼中这已经不再是一首诗了，而是唯美浪漫的中医天地、阴阳之道。

这张图片中还有一道非常美丽的彩虹，出现彩虹至少要具备以下几个条件：第一天空要有太阳；第二地下要有水；第三大自然当中要有空气，空气作为呈现彩虹的背景和平台。当天气下降为雨，地气上升为云，天为阳地为阴，天阳和地阴之间的交合就形成了天空中这道美丽的彩虹。

"日照香炉生紫烟"，这句诗不正是向我们描述了天阳、地阴，在阴阳交合过程中会形成一道美丽彩虹的情景吗？香炉就是瀑布的水，像香炉一样在冒着水蒸气。日照为阳，香炉为阴；日照为天，香炉为地，阴和阳、天和地之间的共同交合才会形成如此美丽的一道彩虹，诗中称之为紫烟。于是"日照香炉生紫烟"在我眼中已不再是一句诗句，在我眼中它所表达的是一种中医治病的格局。我们要看到阴，看到阳，要看到大的方向，我们在治病时一定要放眼于人体以外，要以更高的格局来把握整体轮廓。

我们经常说一句话"不识庐山真面目，只缘身在此山中"。当我们一直死死地盯着某一个脏器的时候，盯着某一个心，某一个肺，或者某一个脾，百思而不得其解的时候，我们是否可以先退出这片山林，再去遥看庐山整体的面目呢？

当我们看到天阳地阴交合生出紫烟的时候，那便是"日照香炉生紫烟"这样一幅唯美的画面，于是我们远远地看到了"遥看瀑布挂前川"，当我们来看瀑布的时候，发现这个瀑布已经不再是水了，它已经幻化成为一个从天而降的壮观的阴阳之道了。"飞流直下三千尺"，我们会发现整个瀑布一直往下走，从高处往下走。"疑是银河落九天"，好像是天上的银河直接落在了地上，落到地上之后又从地面反射到天空，因此呈现出一道美丽的彩虹。这首诗正是告诉了我们大千世界、天地阴阳带给我们的阴阳之道，它在我眼中已不仅仅是一首诗了！

生活的美我们应该逐渐地去感悟，我们要有一双美的眼睛，要更加有一个美的灵魂。我们要观天、观地、观人，我们要去看生命中的每一个花花草草，要去体会治疗疾病过程中的每一次感悟。当我们在感受中医，实践中医的过程中百思不得其解的时候，出去走一走吧，看看天，看看地，看看人，看看大自然带给我们的那些亘古不变的传奇和道理吧，也许我们会从中收获更多的启发。

每个人立在天地之间，当怀有一份感恩之情，我们应该感谢天地孕育了我们，感谢天地赐予了我们美丽的大自然。我们应该永远的向自然学习，向生活学习，我们一辈子应该只有一个职业，那就是学生。虽然说我此时此刻作为老师在讲课，但在我心目当中，我永远认为自己一生中只有一个职业，那就是学生。我们需要学的东西太多了，我们需要向天学，向地学，向身边的人学。

以上是与各位所分享的"中医与生活的关系"，我们会发现生活就是中医，中医就是生活，我们能否真有一双发现美的眼睛去看待自然呢？

❧ 医患沟通 ❧

接下来分享的内容是"医患沟通"。我们都知道，当今社会医患之间的关系很是微妙的。虽然我们一直都认为病人应该寻找有缘的医生去看病，对医生而言应该找到有缘的病人来诊治，但是我们在某些情况下势必会发现，医患之间的关系似乎变得很对立。说到医患沟通，并不仅仅在当今社会很微妙，自从世界上出现了医生这个职业开始，医患沟通就从来没有不微妙过。我相信在座的各位，我们最感怀的医患故事，应该是我们在中学时期学过的一篇著名文章，我们曾把它当作文言文来学习，但现在拿出来看的话，它却是一篇惟妙惟肖的讲述医患沟通的案例。

❀ 名医扁鹊的故事 ❀

这篇文章我们都学过，叫作《扁鹊见蔡桓公》。我们来看看《扁鹊见蔡桓公》当中的原文：**扁鹊见蔡桓公，立有间，扁鹊曰："君有疾在腠理，不治将恐深。"** 意思是名医扁鹊进见蔡桓公，大王肯定也非常欣赏扁鹊的医术，于是要接见扁鹊。"立有间"，站了一会儿，扁鹊说："君有疾在腠理，不治将恐深。"站了一会儿，扁鹊就能看出来大王有病，首先从这点来判断，扁鹊的医术就相当之高明。因为我们经常说"望而知之谓之神，切而知之谓之巧"。意思是最高明的医生，他们仅看一眼就知道你身上有什么疾病。"君有疾在腠理"，大王的肌肤纹理间有些小病，腠理指皮肤表层，"不治将恐深"，如果你不治的话，恐怕病情会加深。这句话有问题吗？大家会觉得没有问题，觉得扁鹊非常实在。

扁鹊医术很高，望而知之就可以知道大王有病，况且非常实在地告诉了大王，说你是有病的，如果不治的话恐怕将会加深。但从现实的角度来考虑，扁鹊和大王之间的对话和交流，是非常典型的医患沟通失败的案例。他是一个大王，你是一个大夫，你站了一会儿还没说话，上来就说大王你是有病的，还说"不治将恐深"，如果你们是大王的话，你会是什么感受。如果我是大王的话，我会回应说："你才有病！"这就是一个非常典型的医患沟通的失败案例。

于是，扁鹊就把大王给得罪了。大王对扁鹊的评价非常明确："医之好治不病以为功。"说医生都非常喜欢治疗那些没有病的人，本来就没病，给治好了，其实不治也会好，然后又说是他自己的功劳。言外之意，医生都挺不是东西的，一代名医扁鹊，被桓侯评价得如此卑微。

扁鹊被大王看不起也就罢了，也许医缘不到，更恶劣的是："**居五日，桓公体痛，使人索扁鹊，已逃秦矣。**"随后，桓公真的生病了，去找扁鹊的时候，扁鹊已经逃走了。请注意"逃"这个字，"已逃秦矣"说明扁鹊叛国了，他已经遭到了国王的追杀，一代名医最后的下场竟然是如此之惨痛。一代神医，被大王定义为，根本治不了病。"好治不病以为功"，不仅医术被贬得一文不值，还遭到了国王的追杀。可见，扁鹊最后的下场是多么的惨痛，只能做了一个叛国之徒，多么的可悲！如果你们是扁鹊的话，你们是不是想死的心都有了？堂堂一代名医，竟然落到了如此境地，就源于一个医患沟通的失败。

历经磨难的扁鹊最后给世人留下了一段文章——《病有六不治》，可以称之为扁鹊在治病过程中最惨痛的血泪教训。

"病有六不治。骄恣不论于理，一不治也；轻身重财，二不治也；衣食不能适，三不治也；阴阳并脏气不定，四不治也；形羸不能服药，五不治也；信巫不信医，六不治也。"

扁鹊非常痛恨说"信巫不信医"，既然不相信我，这样的人不可治；"骄恣不论于理"，不讲理的人不要治；"轻身重财"，根本不看重自己身体的人不要治；"衣食不能适"穿衣吃饭都不按照规矩来的不治；"阴阳并脏气不定"，气血不安定的时候或者说情绪不稳定的时候不要治；"形羸不能服药"，身体已经很虚弱了，根本吃不了药，不要再治了。可见，名医扁鹊即便是神医，也有自己血泪的教训，他认为有很多病人是不能治的，即便是神医也做不到起死回生，他发现原来大千世界中有很多病人并不是医生能够治疗的。

记得我在最初行医的时候，一定是要去好好帮助每一个人。但后来我发现有些时候，有些病是你一定要全力以赴去救的，有些人也许是你打死也救不了的，有些时候你会发现病能治、人难医。于是我就得出一个结论来安慰我自己：佛尚且只渡有缘之人，何况我一个凡夫俗子的大夫呢？于是我现在的原则也很明确，我行医只为救治有缘之人。

当你看到了扁鹊这个失败的案例的时候，我们不禁要反思一下，一代名医扁鹊，竟落到如此境地。如果反过来，扁鹊和蔡桓公之间的医患沟通能做得非常好的话，也许扁鹊不仅能给国王治好病，还能变成皇家御医，更能够流芳百世。换句话说，如果扁鹊"立有间"，不是说"君有疾在腠理，不治将恐深。"如果扁鹊说的是以下这样的话，结果是否会完全不一样呢？

"大王，臣夜观大象，见中原旺气正盛，帝星闪亮；今日得见大王，吉人天相，气宇轩昂，定能万寿无疆。"这时候大王一定很高兴。如果扁鹊继续说

"然臣推断，流年不利，大气污染日重，PM2.5横行，日吸夜呼，龙体难免遭殃，为保大王安康，臣虽肝脑涂地，亦万死不悔。"我想如果扁鹊这样说的话，大王一定会龙颜大悦："好！赏金万两，立国家自然重特大项目，君任首席专家。"同样是治病，如果在沟通方面采用不一样的方式，也许结果就完全不同了。这是给各位分享的第一个实例，名医扁鹊的故事。

❀ 华佗的故事 ❀

第二个故事是关于华佗，大家会觉得一代名医华佗死得实在是太冤了。扁鹊遭到了追杀，尚且可以活命，而名医华佗却连命都保不住。死在什么地方了呢？又死在了医患沟通上。

华佗，被称为我国麻醉学鼻祖，中国外科学第一人，他创立了医学史上用于外科手术的千古名方——麻沸散。他和曹操是同乡，曹操患有头痛病，经常让华佗给他治病，同时也非常信赖华佗的医术。华佗常用针灸的方法帮曹操治疗头痛，治疗效果非常好。但是曹操的疾病非常严重，华佗虽是名医，用针灸的方法还是没有根除。这个时候，华佗旁征博引，精研医术，力求一定要把曹操的病给治好。于是华佗就想出一个用麻沸散加开颅手术的方法，这是当时最先进的医术，也开创了中国外科手术中的一个先河。华佗的胆大和创新精神值得我们后人去赞赏。但真的难以想象处在那个年代的华佗，竟然想到用开颅手术的方法为曹操治病。

如果放到现在，华佗创立麻沸散，又想做开颅手术，他应该先做动物实验，要有充分的案例、充分的数据来证明给曹操看。但或许是神医华佗救人太过心切，恰巧麻沸散和开颅手术又要用在曹操这个名人身上。他上来就说："曹大人，臣现在整了一个麻沸散，又懂得了开颅手术的方法，现在我就要用开颅手术的方法来治疗你的头疼。"这对于疑心过重的曹大人来说，无疑是晴天霹雳。"好小子，你经常在我身边出没，原来经常用针灸，没有治好，现在竟然想拿刀来开颅，你是不想活了。"于是曹操肯定要质疑他，你的动物实验在哪儿？你的科研结果在哪儿？你的学术论文在哪儿？你的数据在哪儿？没有啊，你小子是要谋杀我呀！于是毫不犹豫地把华佗打入死牢，一定要斩首。

这个时候，曹操身边一位非常欣赏华佗医术的爱才谋士，向曹操进言：**"佗方术实工，人命所悬，宜加全宥。"**"佗方术实工"，华佗的医术其实是实实在在的，很有水平的。"人命所悬"，事关人命，不要轻易杀人。"宜加全宥"，"宥"是赦免的意思，最好能让他免于一死。而曹大人对这个名医是如此的评价："**不忧，天下当无此鼠辈邪？**"不用担心，离开了华佗难道还找不到这样的鼠辈吗？一代名医在他眼中竟变成了鼠辈，多么悲惨呀！学了一辈子，研究了一辈子，就因为自己比较胆大准备要做开颅手术，就被当成鼠辈。被当成鼠辈这个评价也就罢了，华佗想给曹大人开颅，结果曹大人先把你华佗的颅开了再说。于是一代名医就被这个曹大人开颅了，多么悲惨的下场，可见医患沟通是多么的重要。这是给大家分享的第二个惨痛的例子。

❖ 陈小手的故事 ❖

咱们再来分享一个故事，这个故事来自于近代的一位名家，叫作汪曾祺。汪曾祺曾写过一篇短篇小说，叫作《陈小手》。汪曾祺是我本人非常喜欢的作家，他的很多散文写得非常接地气，也非常唯美。我从他的短篇小说《陈小手》中节选了两段原文，咱们一起来分析一下。

"陈小手的得名是因为他的手特别小，比女人的还小，比一般女人的手更柔软细嫩。他专能治产，横生、倒生，都能接下来。据说因为他的手动作细腻，可以减少产妇很多痛苦。大户人家非到万不得已，则不会请他的；中小户人家忌讳较少，遇到产妇胎位不正，"老娘"束手，"老娘"就会建议：去请陈小手吧。"

咱们来分析一下，陈小手得名是因为他的手非常小，原名不叫小手，是因为手特别小，比女人的还小，比一般的女人还要柔软细嫩。他专能治产，专门治产科疾病，横生倒生都能接下来，相当厉害，证明这是一个非常强悍的产科接生高手。据说因为他的手动作细腻，可以减少产妇的很多痛苦。大户人家非到万不得已是不会请的，为什么呢？因为大户人家忌讳较多，毕竟是要给女人接生，请个男大夫，不太方便。中小户人家忌讳较少，如果遇到产妇胎位不正，"老娘"束手，就是接生婆束手无策了，"老娘"就会建议：去请陈小手吧。可以看出陈小手在业界的水平要高于那些专业的接生婆，就是说女接生婆的水平都不及这位男士。再往下看我们就会发现，陈大夫也是挺悲哀的，医术这么高明，却学了接生！而且还生在那个年代，偏偏又非常出名，于是大户人家也会请。

"陈小手出了天王庙，团长掏出手枪，从后面一枪就把他打下来，团长说'我的女人，怎么能让他摸来摸去。她身上除了我，任何男人都不许碰。你小子太欺负人了，日他奶奶！'团长觉得怪委屈。"

陈大夫非常出名，万人皆知，团长的女人生不下来，老娘又束手了，这个时候只能请陈大夫去了。估计陈大夫去了之后，二话不说，开始帮这个女人接生。然后陈大夫非常开心，终于又了了一个心——又接了生，又造了一个功德。当团长觉得委屈的时候，陈大夫的委屈应该向哪儿倾诉呢？如果说陈大夫在一开始被团长请去的时候就有言在先，说"我陈某是一介男身，不便接近贵族人家女人的肢体，请团长看看我应该如何来帮你接生"，如果提前用这样一句话沟通的话，我相信陈大夫不至于会死。如果陈小手在接生的过程中，请团长在一旁守候，来看看是如何帮你家女人接生的，再派几名侍从丫鬟在旁边伺候着，也许团长会觉得陈大夫不仅仅是会接生，而且人际关系也搞得还不错嘛。

所以很多时候我们会说，医生是在刀尖上的舞者，也许我们活得很洒脱，但却是刀尖上的舞者。这又是一个悲惨的案例。

◈ 药王孙思邈的故事 ◈

最后我们再来分享一个成功的案例，看他是如何靠医患沟通，不仅把自己的医术弘扬了出去，还达到了自己事业上的顶峰。

相传孙思邈可以悬丝诊脉而被传为一代佳话，流传至今。但现在从正儿八经的现代医学角度考量，悬丝诊脉纯属扯淡。自己用三根手指头去摸脉都未必摸得准确，更何况是悬丝诊脉！但为什么孙思邈就可以让悬丝诊脉变成了一段人间佳话呢？

孙思邈同样是给名人看病，我们来看看他是怎样沟通的。

唐贞观年间，太宗李世民的长孙皇后怀孕，已十多个月还不能分娩，御医万般无奈，太宗李世民心急火燎。听说孙大夫医术高超、非常了得，于是就请孙大夫前来会诊。

太宗跟孙大夫说："孙先生医术超群，有起死回生之功，皇后身患重病，昏迷不醒，特请先生前来治疗，若能好转，寡人定能重赏。"

其实这句话本身说的是有很大问题的，"孙大夫你医术超群"，这是一个捧人的话，只有捧了一下以后才能做决定嘛。"现在皇后已经有病了，特请先生前来治疗"，最后一句体现了一个皇帝的霸道，"若能好转，寡人定能重赏"，潜台词是"如果你治不了我夫人的病，你也可能没命的。"

所以古代的皇家御医都是伴君如伴虎啊，治不好病，可能就性命不保，是提着脑袋在工作啊。我本人虽然没有体会过皇家御医的这种心态，但是我曾经在伊朗，一个不懂中医，也不懂针灸的环境下工作，我要跟教练讲我针灸的疗法，很多时候他们是听不懂的，他们大多会认为，讲太多道理也没用，看疗效就可以了。

曾经有一次，巴赫拉米脚崴了，我的诊断是骨头没问题，但是韧带有撕裂，治疗时间大概要一周。教练说："我们的时间很紧张，只有三天的时间，因为三天之后他必须要上场，他能否上场将决定着我们的胜负！"就这一句话扔给我，给我的感觉就是伴君如伴虎啊。国家队球员都属于是国宝级的人物，国家的重点培养对象，他们代表的是国家，是为了国家的荣誉，他们要代表国家而战。如果治好了，是救了整个国家，如果没治好，是给整个国家抹黑。当时压力很大，必须要想办法，三天之内必须让他上场。

所以，当我看到唐太宗给孙先生说的话"治得好，寡人必有重赏"，这种体会我会非常深刻，满眼都是泪呀。很多人会说，祁大夫曾是伊朗男篮队特聘的队医，很是光鲜亮丽。但你要知道，任何一个光鲜亮丽的背后都有很多血泪。就比如一个翩翩的芭蕾舞演员，如果你去看她的脚趾头，可能都练废了，看起来会非常触目惊心。

唐太宗说了这话之后，孙先生说："万岁，民医已对病症进行了查问诊脉，诊断其为胎位不顺，民间叫作小儿弯心，故而难产，十多个月不生，致使皇后身患重病。"我觉得孙思邈是在说谎，他一定不是通过诊脉得出的结论，这只能说明孙思邈的医术非常高超，他也许通过望闻问切当中的望闻问就判断出来是胎位不顺，只不过他对皇上说是通过悬丝诊脉出来的，你会发现孙思邈是多么的"狡猾"。

孙大夫说了，诊断出来这种情况，我既没有犯男女授受不亲，也没有摸皇后的手，我甚至连帐篷都没有进，只是拉了个绳子过来就行了。下一步怎么治疗呢？孙大夫更牛的地方是和皇帝说，"只需吩咐采女，将皇后的手扶近竹帘，民医在其中指扎上一针即见效果。"我不会亲自手把手地给皇后治病，只需吩咐侍女将皇后的手扶进竹帘，民医在中指扎上一针就见效了。皇帝当然开心啦，你小子不仅医术高超并且还不碰皇后的手，太厉害了。于是，孙大夫把病治好之后，孙大夫被唐王聘为皇家御医，这是无上的荣耀，职业生涯达到了顶峰。

但是孙大夫到最后的结局是什么呢？孙大夫在皇宫中工作了一段时间之后，深感伴君如伴虎，觉得自己的智慧再高，也许有一天还是会没命啊，于是孙先生最后还是放弃了皇家御医的身份，归于民间，开始做一个民间大夫，成为一代药王。从此之后，各地才出现了很多的药王庙。

孙思邈只用了一根针治疗了疾病，但这根针的背后却包含着他本人高明的医术和极强的医患沟通能力。所以医生到最后，仅仅是靠医术吗？一个好的大夫应该是一个全才！一个好的大夫并不仅仅是只能治病，医术高超，善于沟通的医生方可成为一代大家。

随后我可能会在网络课程当中分享一些中医故事，中医故事会带给我们很多很多的思考，品味古人的故事，感悟自己的人生，从故事中我们可以得到很多启示。

后　记

这本书既是家庭常见病的用药指南，也是学习中医的一个简单法门，我希望本书的问世，能带给更多人健康的同时，也能让更多人去了解中医、实践中医、弘扬中医。

从讲这门课程到完成此书，前后用了将近三年的时间。前期是为了不断地打磨课程，试图将课程讲得通俗化、幽默化，而同时又要注重实战实效，有趣有料。到最后的半年时间里，开始着重整理录音、课件，并不断琢磨文章的内容，编排文字形式，再不断修改文字……现在想想，的确很辛苦，而且不是我一个人，是一帮人。

在本书的成书过程中，得到了一大帮人对我的帮助，而且很多都是无私的、不求回报的，实在是感激不尽。

感谢深圳正安文化学院的刘槿川、陈石两位亦师亦友的好兄弟对本课程以及对本书的鼎力支持，并组织录音听打团队对本课程进行大量的整理、编排、修改和校对工作，有了他们的努力，才使得本书有了前期的雏形。

在后期成书的修改和校对过程中，因我一人力量终归有限，于是我身边的几位好朋友，张琪、汤丹、邹芸、刘菁菁、赵雪娇，几乎是赤膊上阵不惜秉烛夜战，只为本书能够更加完美。

同时，我的好朋友、当代艺术家张新先生举着长枪短炮对本书的封面人物进行了拍摄，以及承担了本书中所讲到的所有中药饮片图片的拍摄工作，所以本书中展现给读者的每一味中药饮片也是张新先生的中草药静物摄影作品。同时也感谢北京正安医馆的鼎力相助，本书中的每一味中药饮片均取材于正安医馆药房。

跟我学习英语的学生、当代青年画家熊涛先生则承担了本书中所有的漫画及素描工作，有了他的画才能使得本书显得更为饱满直观，本书中的每一幅插画也是熊涛先生的艺术作品。

后 记

　　感谢正安医馆的同事苏全新大夫、中国中医药出版社的编辑黄春雁老师在成书过程中给予我的诸多指导和建议。

　　最后还要感谢新浪中医、凤凰中医、正安中医、正安文化对本书的联合推荐，尤要特别感谢梁冬先生对本书的倾情支持。

　　所以，本书在我看来，已经不再是我的一人之作，而是我和我身边的一帮朋友们共同完成的一部非常具有纪念意义的作品。

　　有你们，不孤单……

　　有你们，暖暖的……

　　附：本书前期文稿录音听打团队名单（按拼音首字母顺序排列）

陈晨	Douzii	蒋冠乔	老平	李静
李莉	李熏良	刘海红	刘丽	刘敏
刘蓉璐	刘旸	卢东明 ludmfz	倪嘉勤	钱伟
青花素	清清溪水	邵雨昕	盛青	shengwei
水	宋立群	孙慧	孙淑文	孙忠
汤艳艳	王浩宇	吴继红	喜欢吃地瓜	夏日水果
夏赟	徐研研	杨继红	杨珂	俞彬
岳文敏	曾红	张宵嫣	张飐	钟美平

　　张新：当代书法家，职业摄影师，2006 年于北京宋庄北塘艺术区创办贰拾念影像工作室，现为视觉中国、veer 中国图库、河图创意网等签约摄影师。

　　熊涛：当代青年画家，中国艺术研究院国画山水专业硕士，现为文化部江山问道水墨画会副秘书长，清华美院创作基地李铁生工作室画家。

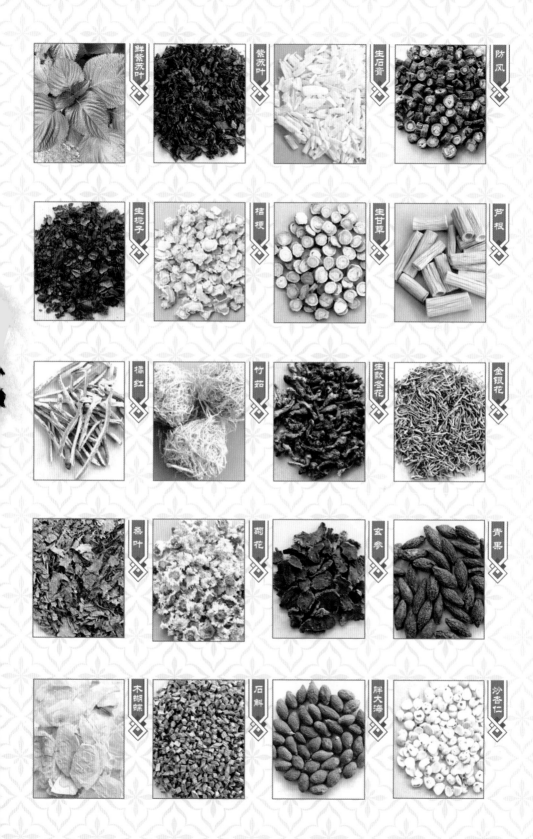

鲜紫苏叶　紫苏叶　生石膏　防风

生栀子　桔梗　生甘草　芦根

橘红　竹茹　生款冬花　金银花

桑叶　菊花　玄参　青果

木蝴蝶　石斛　胖大海　炒杏仁

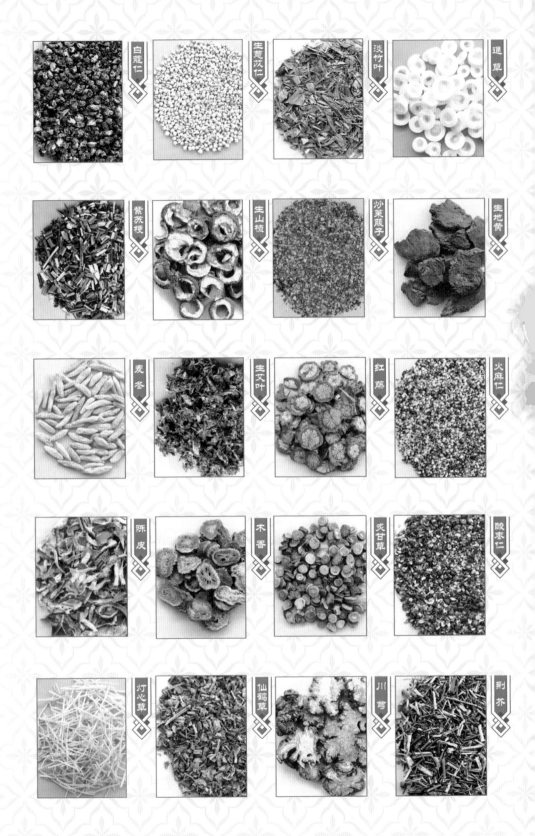

白蔻仁　　生薏苡仁　　淡竹叶　　通草

紫苏梗　　生山楂　　炒莱菔子　　生地黄

麦冬　　生艾叶　　红蕤　　火麻仁

陈皮　　木香　　炙甘草　　酸枣仁

灯心草　　仙鹤草　　川芎　　荆芥

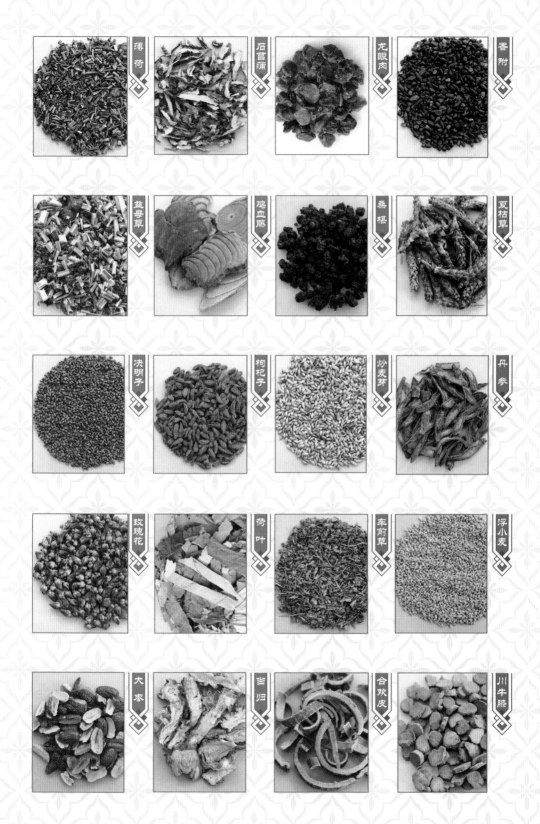

薄荷 石菖蒲 龙眼肉 香附

益母草 鸡血藤 桑椹 夏枯草

决明子 枸杞子 炒麦芽 丹参

玫瑰花 荷叶 车前草 浮小麦

大枣 当归 合欢皮 川牛膝

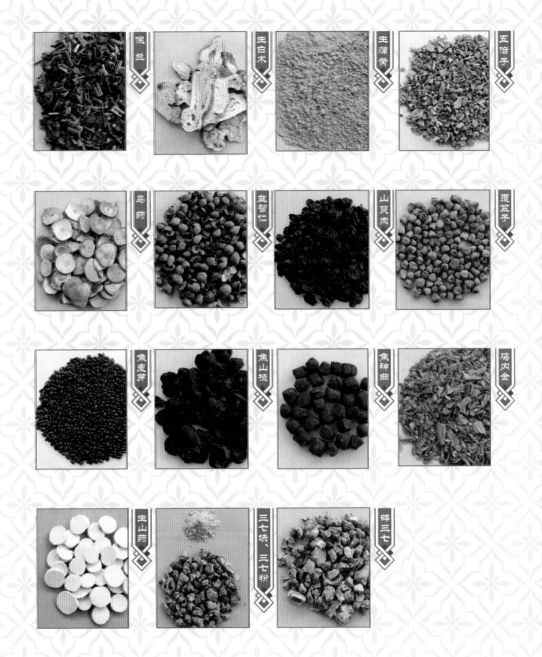

佩兰　生白术　生蒲黄　五倍子

乌药　益智仁　山萸肉　覆盆子

焦麦芽　焦山楂　焦神曲　鸡内金

生山药　三七坨、三七粉　碎三七